世界史を変えた薬

佐藤健太郎

JN275914

講談社現代新書

2338

まえがき

「歴史に『ｉｆ』はない」とよくいう。すでに起きてしまった事柄に対し、もしああだったら、もしもこうなっていたらと未練がましく考えても意味はない。それよりも、事象の分析や未来への教訓を引き出す作業に注力すべきだ、という意味なのだろう。

なぜわざわざこのような警句が作られたのだろうか。おそらくは歴史に「ｉｆ」を考える作業の愉しさのあまり、そこに没頭しすぎぬよう戒めるためではないだろうか。実際、歴史に「ｉｆ」を持ち込むのは面白い。もしアレクサンダー大王が東方でなくローマに攻め入っていたら、もし信長が本能寺の変を生き延びていたら、といった物語は古今東西を問わず無数に書かれ、読者を魅了してきた。歴史学者ならぬ身には、こうした愉しみに浸ることも許されるのではないか、と筆者は思う。そこから引き出される教訓も、また数多いはずだ。

「歴史のｉｆ」で最も有名なのは、パスカルの「もしクレオパトラの鼻があと少し低ければ、歴史は変わっていただろう」というフレーズに違いない。この言葉がかくも人口に膾炙したのは、一女性の鼻の高さというごく小さな事柄が、２０００年後の現代の地図さえ書き換えているという想像の、強烈なインパクトにある。北京の一羽の蝶の羽ばたきが、やがてニューヨークに嵐を巻き起こすという話にも似て、我々の心に強く食い入るのだろう。

しかし、歴史は何もクレオパトラのような美姫、カエサルやアントニウスのような将軍や政治家によってのみ動かされてきたのではない。地震や火山噴火などの天災も大きな要因となるし、旱魃《かんばつ》や寒冷化といった気候の変動も、歴史に重大な影響を与えうる。そして、各種の病気もまた、歴史における重要なバイプレイヤーのひとつだ。

紀元前430年、古代ギリシャ最大の都市国家であったアテナイを襲った疫病は、一年ほどの間に指導者ペリクレスを含む多くの人々を打ち倒し、ライバルであるスパルタに敗れ去る大きな原因となった。

1346年、黒海沿岸のカッファの街を包囲したモンゴル軍は、ペストで死んだ自軍の兵士の死体を、投石機で市中に投げ込む。この疫病から逃れようと船を出した人々によってペストは一挙に拡大し、当時のヨーロッパ人口の3分の1が犠牲になったといわれる。

16世紀、スペインのフランシスコ・ピサロは、200人に満たない手勢のみを率いて人口1600万に及ぶインカ帝国を征服するという奇跡を演じたが、その陰にあったのはヨーロッパから持ち込まれた天然痘の流行だった。また18世紀にも、アメリカ先住民の間に天然痘が猛威を振るったことが、英仏による征服を容易にしたとされている。何度かの流行を経験して免疫を持っていたヨーロッパ人に対し、新大陸の住民たちは全くの無防備であったのだ。

かくして、各種感染症は目につきにくい形で歴史を大きく揺り動かしてきた。となれば、人類が病魔と闘う武器――すなわち医薬もまた、歴史の重要な鍵たりうる。

筆者はかつて、医薬品企業の研究所で新薬の研究に携わり、医薬の可能性と危険性について考える日々を送ってきた。もしこの薬があの時代にあったら、あの薬があの人物を救っていなければ――と考えるのは、歴史の愛好者として必然であった。

この本では、いくつかの疾患に絞り、歴史と医薬の関わりについて記してみた。もしコロンブスやマゼランがビタミンCを知っていたなら、もし特殊なアオカビの胞子が、ロンドンの病院のあるシャーレに飛び込んでいなかったら、もしケシの生産するアルカロイド分子が、炭素ひとつ分でも欠けた構造であったら――まず間違いなく、現在の世界地図は大きく変わっていたはずだ。

無論、単純にひとつの疾患がひとつの医薬によって駆逐されたケースばかりではない。人類を苦しめた悪疫は、医薬の力に加えて衛生環境の向上、医療態勢の充実、ワクチンや手術など各種医療手段の進歩など、複合的な要因によって姿を徐々に消していくのが普通だ。本書では、かなり話を整理し、医薬の姿にフォーカスして書いていることをお断りせねばならない。

とはいえ、時に医薬は驚くべき偉力を発揮する。一粒の錠剤、一包の粉薬は、クレオパトラの鼻と同様、歴史の流れにおける巨大な、しかし気づかれにくい特異点になりうるのだ。こうした「歴史のｉｆ」を、まずは筆者と一緒に愉しんでいただきたい。そこからどのような教訓、どのような物語を汲み取るかは、読者諸賢の自由な感覚にお任せしよう。

目　次

第１章

医薬のあけぼの

医薬はいつ誕生したか

現在、日本人の平均寿命は83歳を超えている。身の回りで40代以下の若い人が亡くなることを、今や我々はほとんど経験しない。

だが、ほんの100年前には、日本人の平均寿命は現在の約半分に過ぎなかった（1921〜1925年の平均寿命は、男性42・06歳、女性が43・20歳）。新生児の6〜7人に1人は、3歳までに亡くなるという時代であった。

成人後も、結核などの病気により、若くして世を去る人は少なくなかった。たとえば樋口一葉は24歳、石川啄木は26歳、正岡子規は34歳で、それぞれ病のために世を去っている。明治や大正に生きた人々にとって、死は現代の我々が感じているよりずっと身近であり、いつ自らの身に降りかかってもおかしくないものであった。

さらに縄文時代まで遡ると、平均寿命はせいぜい15歳程度に過ぎなかったと推定されている。現代の感覚ならば、ちょっと病院に行けばすぐ治る程度の怪我や病気が、この時代には十分致命傷になり得た。

であればこそ、彼らが有効な薬を求める心は、現代の我々よりもはるかに強かったと想像できる。では医薬の歴史は、いつから始まったのだろうか？　実のところ医薬探しは、人類発生の前から始まっていた可能性がある。というのは、人類以外の動物にも、医薬らしきものを利用しているケースが観察されているからだ。

たとえば南米に住むオマキザルは、虫よけの薬を利用する。彼らはヤスデを見つけるとこれをさすり、その放出するベンゾキノンなどの化学物質を体に塗りつけることで、蚊などの昆虫を追い払っているのだ。

同様のケースは、昆虫にさえ見られる。ヤドリバエという虫は、ある種の毛虫に卵を産みつけ、孵化《ふか》した幼虫は毛虫の体内で成長する。やがて毛虫が蛹《さなぎ》になるころ、ヤドリバエの幼虫は宿主の皮を食い破って外界に出てくるという、ホラー映画も真っ青のライフサイクルを持つ。

だが寄生される側も、ただ黙って食われるばかりではないらしい。ヒトリガの幼虫は、ヤドリバエに卵を産みつけられると、ふだんは食べないドクニンジンなどの毒性植物を食べるようになる。こうして毒を食べたヒトリガの幼虫は、食べないものよりも生存率が高いらしい。つまり彼らは、体内に巣食う寄生虫をやっつけるため、「薬草」を利用しているわけだ。

野生動物が本能的に自然界から薬を見出し、利用しているらしい例は他にも報告されている。人類も、原人、猿人と呼ばれていた時代から、こうした「医薬」を利用していた可能性は、十分にあるのではないだろうか。

今から数千年前、人類は定住生活を始め、世界各地で文明が発生する。パピルスや粘土板といった記録手段を編み出した初期の文明人たちは、例外なく医薬や毒薬に関する記述を残している。船山信次・日本薬科大教授はこれに関し、「人類は、あたかも毒や薬のことを記録したいがために、文字や粘土板・紙などの記録手段を発明したようなところさえある」と述べている（『毒と薬の世界史』中央公論新社）。

この時代の人々にとって、何を食べたら病気になるか、何を飲んだら症状が癒えるかという情報は、恐らく王の名前や戦争の勝敗などよりも優先度の高い、何を差し置いても記録しておくべき事柄であったに違いない。現在に残された記録を見てみると、身近な植物、動物、鉱物他、あらゆるものが探索の対象になっており、病苦から逃れたいという我々の祖先の思いが、いかに切実であったかが伝わってくる。

文字による記録が行なわれたことは、ノウハウの蓄積と洗練を促した。様々な流儀がまとめ上げられ、やがて名医の名のもとに権威付けされていく。こうして各文明でそれぞれ医療の体系が出来上がり、その一部は漢方薬やアーユルヴェーダなどとして、現代の医学にまでその影響を残している。

「汚物薬」の時代

では、具体的にどういったものが医薬として用いられていたのだろうか。こうした場合書き手の立場としては、数千年前から用いられている優れた医薬の実例を列挙し、「昔の人の知恵というのは素晴らしかったのだ」という話にできれば、面白い筋書きに仕立て上げられてありがたい。だが実際には、初期の医薬は「いったいなぜこんなものが効くと思ったのだろうか」と、頭を抱えたくなる事例に満ちている。

たとえば古代メソポタミアでは、紀元前4000年から3000年ごろの粘土板に、550種もの医薬が記載されている。驚いたことにその主力は、動物の糞、腐った肉や脂、焼いた羊毛、豚の耳垢などの汚物であった。

この時代、病気は悪魔が体内に侵入したために起こるものと考えられていた。これを追い出すためには、悪魔が嫌う悪臭を放つ汚物を使えばよい、という発想であったらしい。古代エジプトにも「汚物薬」は存在し、動物の血や糞尿、パンや木材に生えたカビなど、胸の悪くなるようなものが投与されたと記録にある。

なお悪魔祓いには、外科手術も援用された。古代エジプトやインカの遺跡に残されているミイラには、頭蓋骨に穴が開いているものが散見される。これは、頭骨に入り込んだ悪魔を追い出すため、外科手術によって穴を開けたものと見られている。穴の周りの骨に治癒した痕跡が見られることから、少なくともしばらくはこの状態のまま生きていたことになる。ちょっと想像がつかないが、果たしてこれで悪魔は去ってくれたのだろうか。

医聖ヒポクラテス（紀元前４６０頃－前３７０頃）の時代になると、汚物薬は徐々に姿を消してゆく。病気が悪魔の仕業ではなく、自然現象のひとつとして捉えられるようになった証であろう。代わって、マンダラゲ、ケシなどよく知られた薬草が用いられるようになっている。

ただし汚物薬の伝統は、すっかり消えたわけではなかった。11世紀のスコットランド王をモデルとした作品であるシェイクスピアの『マクベス』には、蛇の肉やイモリの目、サメの胃袋などを大鍋で煮込んだ「医薬」が登場する。

「ボイルの法則」を提唱し、「化学の父」とも呼ばれるロバート・ボイル（１６２７－１６９１）は、病気の治療に「虫、馬糞、人尿、死者の頭蓋骨に生えた苔を混ぜたもの」を推奨している。18世紀初頭のロンドン薬局方《やっきょくほう》（医薬品の品質規格書）にも、死刑囚の頭蓋骨などが「医薬」として収載されているというから、汚物薬の伝統は思ったより長く生き延びていたのだ。

不老不死の秘薬

では、東洋の医薬はどうだったのだろうか。中国の医薬の祖とされるのは、伝説上の古代中国第2代帝王・神農《しんのう》であった。彼はあらゆる草を舐めて、毒性や薬効の有無を確かめたとされる。神農は医薬の神として日本でも信仰を受け、大阪の道修町《どしょうまち》（薬問屋の街として知られ、今も多くの製薬企業が本社を置く）では毎年「神農祭」が執り行なわれる。

神農はあくまで神話上の存在ではあるが、薬効のある植物を探すべく苦闘してきた人々の姿が投影された人物と見てよいだろう。神話によれば、神農はあまりに多くの毒草を舐めたために、体内に毒素が溜まりすぎて亡くなったとされる。医薬探索のために払われた犠牲の大きさを、象徴する話ではないだろうか。

さらに春秋戦国時代のころから、万物が木・火・土・金・水という5つの基本元素から成るという「五行説」が生まれ、医学もこれに沿った形で発達した。後漢から三国時代のころには、先の神農に名を借りた『神農本草経《しんのうほんぞうきょう》』が成立する。これは365種の薬物を上品《じょうほん》（無毒で長期服用が可能な養命薬）・中品（毒にもなり得る養生薬）・下品（毒が強く長期服用が不可能な治病薬）の3種に分け、解説したものであった。同書は時代を経るごとに注釈・増補が行なわれ、長く生薬のバイブルとして君臨する。

『神農本草経』では、鉱物由来の医薬にかなりの部分が割かれている。中でも歴史に大きな影響を与えたのは、西遊記などにも登場する「金丹《きんたん》」と呼ばれる不老不死の薬だ。秦の始皇帝が中国を統一した後、永遠の命を求めて様々な手をつくしたことはよく知られている。全てが思いのままになる最高権力者が、最後に求めるのは結局、永遠の命なのだろう。

不老不死の薬は、鉱物から作られると考えられた。移ろいゆく動植物ではなく、永遠に変わらない姿を保つ鉱物の力を取り入れることが、不死への道と考えられたのだろう。用いられたのは、雄黄《ゆうおう》や丹砂《たんさ》などであった。これらは血に似た赤色をしていたため、飲めば魂に力が宿ると考えられたのだ。

しかし雄黄はヒ素の化合物、丹砂は水銀を含む化合物であるから、これらは当然強い毒性を持つ。唐の歴代皇帝には、金丹の飲み過ぎによる死亡例が相次いだとされる。たとえば11代皇帝の憲宗《けんそう》は、安史の乱によって傾いた国勢を立て直すべく力を振るったが、丹薬の飲み過ぎが原因と見られる精神異常を来《きた》し、宦官《かんがん》によって暗殺されている。16代宣宗《せんそう》も社会の安定を図って一定の成果を挙げたが、やはり丹薬中毒のため50歳で世を去ったとされる。史上空前の繁栄を誇った唐が、最後はあっけなく滅亡した陰には、丹薬の存在が少なからず影響している。

大作曲家と梅毒と水銀

水銀を医薬として尊んだのは、何も中国ばかりではない。16世紀から数百年にわたり、水銀は梅毒《ばいどく》の治療薬として広く用いられたのだ。

水銀が使われた理由は、銀色に輝く液体という他にない外観から、神秘的な力を秘めた物質と考えられたためだ。また、水銀は殺菌効果があるため、疥癬《かいせん》などの皮膚病には確かに効果もあったから、同じく皮膚の損傷を起こす梅毒にも適用できると考えられたのだろう。

水銀は軟膏として皮膚に塗ったり、燻蒸《くんじょう》の形で吸い込んだり、塩化水銀の水溶液を服用したりなど、様々な形で投与された。病毒の排出を促すため、発熱し、涎を垂れ流す状態になるまで投与されたというが、これは急性水銀中毒の主要症状に他ならない。

この危険極まりない治療法の犠牲になった人は、当然ながら数多かった。作曲家フランツ・シューベルト（1797－1828）やロベルト・シューマン（1810－1856）も、直接の死因は梅毒治療の際の水銀中毒ではないかとする説がある。無論当時の梅毒は死病であったが、前述のような無理な治療が、彼らの命を縮めてしまった可能性は高い。シューベルトの交響曲第7番も、水銀治療さえなければ、あるいは「未完成」で終わらずに済んだのかもしれない。

このようなわけで、この時代までの医薬は、「効いた」ことによってではなく、「効かなかった」ことによって歴史に関与してきたケースが多い。医薬が本当に多くの人命を救い、平均寿命を向上させるようになるのには、19世紀後半の細菌学の発達を待たなければならない。

薬効判定の難しさ

これらの、とても効きそうにない薬の例を挙げてきたのは、何も先人たちの愚かさを嘲《あざ》笑《わら》うためではない。昔から変わらず現代でも用いられる、優れた伝統的医薬が存在するのももちろん事実だ。

ただ筆者が指摘したいのは、効き目がなく害毒の方がずっと強かったかつての「医薬」が、皇帝など要人たちの命を奪いさえしながら、その効能を疑われることもなく何百年、何千年と使われ続けてきたという事実だ。我々は、効いてもいない薬をなぜか「効いた」と感じてしまう、不思議な傾向を持っているらしい。であればこそ人類は、汚物薬に効果がないと判定を下すのに、数千年もの歳月を要したのだ。

医薬の効能の有無をはっきりと議論できるようになったのは、科学の進歩——中でも、統計学が進展してからのことだ。患者の死因が病気だったのか、それとも投与した薬にあったのか——この一見ごく当たり前の区別をつけることが、近代医薬の第一歩だったのだ。

とはいえ現代の我々も、医薬の効能を判定するための、十分な能力を身につけたわけでは全くない。ドラッグストアなどのぞいてみれば、科学的には意味があると思えない健康食品が、大いに売れているケースはよく見かける。厳密な臨床試験を行なって審査をパスした医薬でさえ、副作用の害の方が大きいと判定され、発売中止になるようなケースは後を絶たない。

結局のところ、健康や病気という概念は複雑に過ぎ、我々の感覚で捉えることはあまりに難しいのだろう。なぜ我々は効かないものを効くと思ってしまうのか、薬効の有無の判定を行なう方法がどのように形作られていったのかについては、以降の章で述べてゆくこととしよう。

第2章

ビタミンC
海の男たちが恐れた謎の病気

ビタミンCを「医薬」といわれても、ピンと来ない方が大半であるに違いない。添加物として、飲み物や菓子などいろいろな食品に入っているから、現代の我々には「医薬」というより食品成分、せいぜいサプリメント程度の認識だろう。しかし、ビタミンCは日本薬局方にも収載されており、現在も立派な医薬のひとつだ。

ビタミンCは、人間が生命を保つためには必要にして不可欠な物質だ。その救った人命は数多く、世界史の流れにさえも大きな影響を与えている。またその歴史は、医薬の効能というものを考える上で、非常に興味深い問題を提起してくれる。

海の男たちが恐れたもの

人類の文化は、各地の事物や発見を互いに持ち寄り、ぶつけ合うことで発展してきた。中でも15世紀に始まる「大航海時代」は、世界的な文化交流が加速度的に進んだ時代だ。その波は東洋の果ての島国・日本にまで及び、たとえば鉄砲やキリスト教の伝来が、戦国の世の流れを大きく変えたことはご存知のとおりだ。

船乗りたちは七つの海を股にかけて駆け回り、世界各地の歴史と文化に巨大な衝撃を与えた。そんな彼らが、最も恐れたものは何だったのだろうか？　それは大嵐でも海賊の襲撃でもなく、船乗り特有の病気であった。実際、船上で病死する者の数に比べれば、難破や戦闘によって亡くなる者の数は、ごくわずかなものであったといわれる。

船内では、大人数が長期にわたって狭い空間にひしめいていたから、伝染病でも発生すればあっという間に蔓延してしまう。しかし、ペストや結核よりはるかに深刻であったのは、現代では耳慣れない「壊血病《かいけつびょう》」という病気であった。この病気を発症した者は、強い疲労感と衰弱に悩まされ、皮膚は押すとずっとへこんだままになるほど張りを失う。鼻や口から出血し、全身の皮下に紫のあざができ、下痢や関節の痛み、歯の脱落といった症状に苦しみながら、衰弱して死んでゆくことになる。

壊血病はこの時代になって急に発生した病気ではなく、新石器時代の遺跡からもそれらしき人骨が発見されている。9世紀頃のバイキングや、13世紀の十字軍にも、壊血病と見られる記録が残っているという。ただしこの病気が大きくクローズアップされるのは、大航海時代に入って、船の航続距離が大幅に伸びてからのことだ。

現代では、この病気の原因はビタミンCの不足であることがはっきりしている。長期にわたって陸を離れ、湿気が強い船上での食料は、堅焼きパンや塩漬け肉など長期保存の利くものに限られていた。重要なビタミンC源となる新鮮な野菜や果物などは、腐りやすいために船に積まれることはなく、これが船乗りたちに大きな悲劇をもたらした。

壊血病の症状は、重要なタンパク質の一種である、コラーゲンが正常に作られなくなる

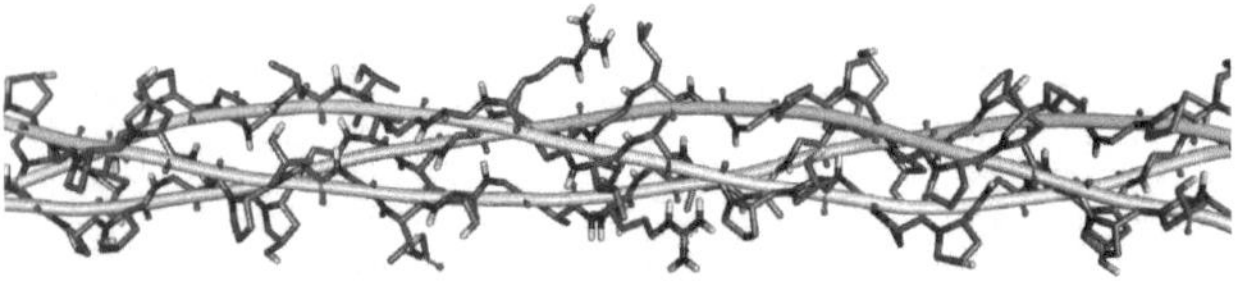

コラーゲン　3本の鎖がより合わされた構造

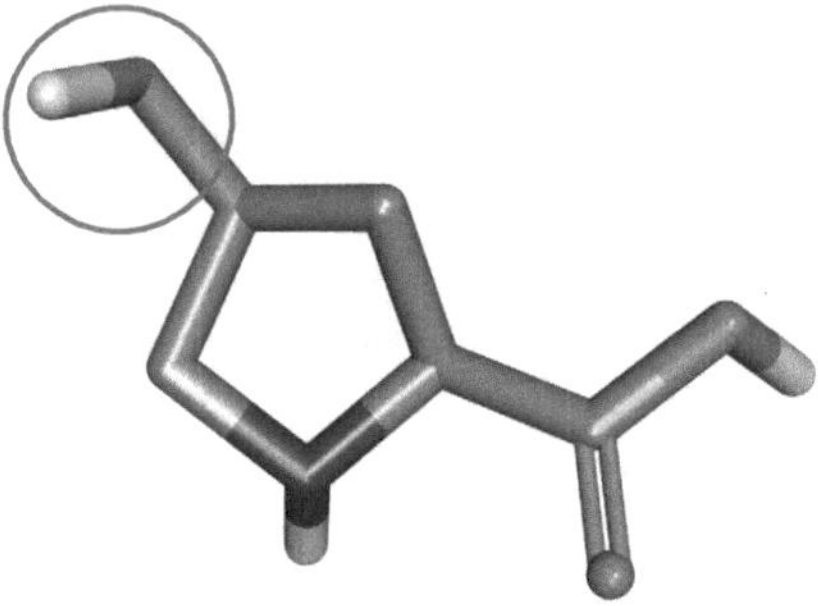

ヒドロキシプロリン
丸で囲った酸素（右）が、隣の鎖と結びつくための「ロック」となる

ために起こる。コラーゲンは細胞と細胞を貼り合わせる他、骨や腱の主要成分であり、我々の肉体はこれなしに形を保てない。このためコラーゲンは、全身のタンパク質の約3分の1を占める一大勢力なのだ。

コラーゲンは通常のタンパク質とは異なり、3本のペプチド鎖が絡まりあった繊維構造をとる。この三重らせんを保つため、コラーゲンの鎖には仕掛けが施されている。プロリンというアミノ酸に、酸素がひとつ余計にくっついた特殊なアミノ酸がそれだ。この酸素は水素結合という力で鎖同士を結びつけ、ほどけないようにロックする役割を持つ。

プロリンに酸素を取り付けるのは、化学的になかなか難しい反応だ。この反応を手助けし、滞りなく進行させるのがビタミンCの役目だ。ビタミンCを食物から得られないと、酸素取り付けが進行せず、結果として弱いコラーゲン繊維しか作れなくなってしまう。すると血管や歯根組織がもろくなり、出血や歯の脱落といった症状につながってゆくのだ。

壊血病に悩まされた記録は、枚挙にいとまがない。初めて海路でインドに到達したことで有名なヴァスコ・ダ・ガマの航海（1497〜1499年）では、アフリカ最南端の喜望峰を回った時点で、すでに160人の乗組員のうち100人以上を壊血病で失っていた。漂流している船を発見して乗り込んでみたところ、船員が壊血病で全滅していたケースも少なくなかったという。18世紀半ばになってさえ、イギリス海軍は4年かけての航海の間に、1000人以上を壊血病で失っている。この間、戦死した者はわずかに4名でしかなかった。

こうして壊血病は300年近くにわたり、遠距離を航海する船乗りたちの最大の敵であり続ける。このため各国海軍は、強制徴募によって船員を補充し、その半分が途中で死んでも航海が続けられるよう、多数の人員を乗船させねばならなかった。

対策はあった

壊血病の歴史を調べていて不思議なのは、その対策が知られていたにもかかわらず、なぜかそれが広く普及しなかったことだ。もちろんビタミンCという物質はまだ見つかっていないが、これを含む食品は十分手に入った。たとえば中国では、早くも5世紀にビタミンCを含むショウガが壊血病に対して有効であることが知られており、船でその鉢植えが栽培されていた。

1601年にイギリスを出港した東インド会社の艦隊は、旗艦にレモン果汁を積み込んでおり、壊血病の症状を発した者は、さじ3杯これを飲むよう指示が下されていた。これにより旗艦の乗組員は死を免れたが、他の船では4分の1が犠牲になっている。その他にも、レモン果汁の効果で壊血病を防いだ例はいくつか記録されている。

なぜ、これほど簡単で有効な対策が広まらなかったのだろうか？ ひとつには、古代ギリシャのヒポクラテスやガレノスが唱えた「体液学説」の影響があったと見られる。この説では、有害なものの摂取によって病気が起こることはあっても、必要なものの不足で体調を崩す可能性は考えられていなかった。

また、壊血病の症状は梅毒などに似た部分があり、区別がしっかりとつけられていなかったことも要因だ。また、船倉の悪い空気が原因――すなわち感染症であるという説も根強かった。このため、瀉血《しゃけつ》・水銀・塩水・酢・硫酸などあらゆる治療法が試され、中には単に兵士が怠けているだけだから、強制労働をさせればよいと主張する者までいた。

要するに、病気の原因と治療法、その結果の関連性について整理がついていなかったことが、壊血病による悲劇を大きく長引かせたといえる。錯綜した状況を見事に整理し、この恐るべき病魔の解決策を示したのは、ジェームズ・リンドという名の英国海軍医であった。

史上初の臨床試験

1747年にリンドは、どの治療法が本当に有効であるのか調べるため、次のような試験を行なった。12人の壊血病患者を同じ場所に集め、毎日同じ食事を与えた。そして患者を2人ずつ6組に分け、それぞれにリンゴ果汁、硫酸塩溶液、酢、海水、ニンニクなどから作ったペースト、オレンジ2個とレモン1個を与えたのだ。また、症状を発したものの、通常の食事を続けた者もいたので、これも並行して観察を行なった。

結果は、わずか6日で出た。オレンジとレモンを与えられた兵士はほぼ完治、リンゴ果汁を飲んだ者はわずかに回復が見られたが、他の者は全く症状の改善が見られなかった。

ここに、「柑橘類が壊血病の特効薬になる」という事実が、見事に証明されたのだ。

この実験は、現代の目からは当たり前にも映る。だが、他の条件をなるべく一定に揃え、比較対象群と共に実験を行なって、何が有効なのかをはっきりさせたリンドの手法は、全く画期的なものであった。現代の臨床試験はこの考え方を基礎としており、あらゆる医薬や医療器具などは、この試験をくぐったものだけが広く認められることになっている。

天才の着想というものは、その後一般に普及して当たり前になってしまい、後世から見るとその凄さがわからなくなることが少なくない。リンドの創出した「臨床試験」の考え方は、その典型的な例といえそうだ。

クックとスコット

果実や野菜で壊血病を防げるという発見を活かして成功を納めたのが、有名なジェームズ・クック船長だ。18世紀後半、彼は船員から一人も壊血病を発症させることなしに、世界周航を成し遂げた。ビタミンC補給のために彼が活用したのは、キャベツなどの漬物「ザワークラウト」であった。

有効な対策がわかっても、皆がそれを実践しなければ効果は挙がらない。験《げん》を担ぐ海兵たちは、いくら説明してもザワークラウトなどという慣れない食べ物には手を付けようとしなかった。そこでクックは、強制的に食べさせようとするのではなく、わざとザワークラウトを士官専用の食品とし、自分たちだけで独占して食べてみせた。すると1週間もしないうちに「我々にもザワークラウトを提供せよ」と、兵士の側から迫ってきたという。クックの巧みな人心操縦術を表すエピソードだ。

クックはこれにより、ハワイ諸島の発見、ニュージーランドの測量、ヨーロッパ人初の南極圏への突入など、輝かしい成果を挙げた。もしヴァスコ・ダ・ガマやマゼランらが、壊血病を防ぐ術を知っていたなら、歴史はどう変わっていただろうか。彼らは兵力を損なうことなく世界を駆け巡り、さらに多くの新天地を領有していたかもしれない。スペインやポルトガルは香辛料貿易で巨大な富を得て世界を制し、大英帝国も出現しなかったかもしれない――と、そんな想像もできそうだ。

イギリス海軍は、壊血病の予防にライムジュースを船に積み、定期的に兵士に飲ませるようになった。このため英国の海兵隊員は「ライミー」と呼ばれるほどになる。だがこれでもなお、壊血病は完全に追放されたわけではなかった。感染症という説は根強かったし、腐った肉が原因と考える者が、20世紀のイギリス海軍にさえいた。そのひとりが、ロバート・スコットであった。

スコットは、人類初の南極点到達を、ノルウェーのアムンゼンと競い合ったことで知られる。アムンゼンらが栄養面からも十分な対策を施していたのに対し、スコットにはその用意がなかった。結果、スコット隊はアムンゼンらに南極点初到達の栄冠を奪われた上、帰路で力尽きて、基地まであと18㎞の地点で全滅の憂き目を見た。時に1912年3月のことであった。数年に一度という極度の悪天候に見舞われたことが最大の不運ではあったが、ビタミンCの不足が彼らの力を奪ったことも大きな要因であった。

ビタミンCの発見

壊血病の原因を完全に解明するには、有効成分であるビタミンCを食品から取り出し、その効果を実証するよりない。それをやってのけたのが、ハンガリー出身の生化学者アルバート・セント゠ジェルジ（セント゠ジェルジ・アルベルト）であった。その学問的業績も素晴らしいが、反ナチ活動を繰り広げ、ハンガリー大統領に推されるもアメリカに亡命、そちらでもベトナム戦争への反対運動を繰り広げ、生涯に4度結婚（うち2度は、50歳年下の女性が相手）するなど、実に波瀾万丈の人生を送った人物でもあった。

20世紀初頭、人間は、糖類やタンパク質などの主要な栄養素だけでは生きられず、ある種の微量化合物がなければ生命を保てないことが発見された。この微量化合物、すなわち

セント＝ジェルジが
発見したビタミンC

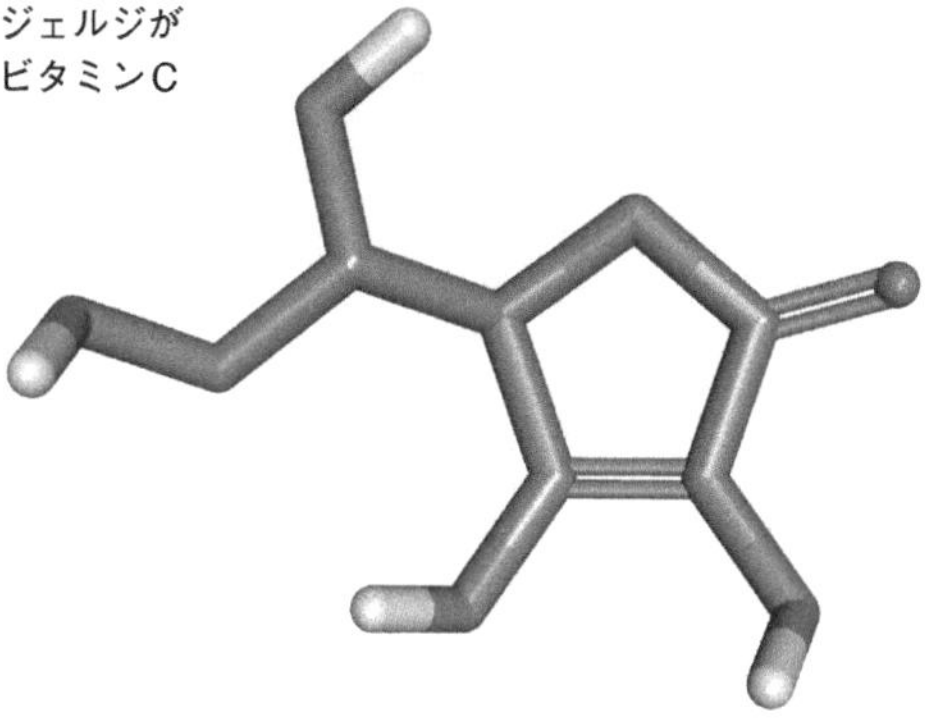

ビタミンを探し出すことが、20世紀前半の生化学のメインテーマであった。バターからはビタミンAが、米ぬかからはビタミンB_1が、多くの科学者の努力によって分離された。ビタミンの命名は、現代の目から見れば統一性がなく混乱が多いが、これも当時の科学者たちの苦闘の痕跡なのだ。

１９３０年代に入り、世界の生化学者の標的は壊血病の原因物質に絞られる。3番目のアルファベットを振られるべき新たなビタミンは、この時代における科学の聖杯であった。

このころ、セント＝ジェルジは牛の副腎から還元性の物質を取り出す。彼は、この物質に「未知の糖」を意味する「イグノース」と名づけたが、論文誌の編集者から「冗談が過ぎる」と却下される。ならばとセント＝ジェルジが提案した名は「ゴッドノース」（＝god knows、神のみぞ知る）だというから、彼の性格が窺える。しかしこれが通るはずもなく、新物質の名は編集者の意見を容れて「ヘキスロン酸」に落ち着いた。

セント＝ジェルジは、これこそが長く求められてきた壊血病の原因物質ではないかと考えていた。そして彼は、動物に対して一日1ミリグラムほどのヘキスロン酸を与えれば、壊血病を防げることを実証する。この成果は1932年に、世界で最も権威ある学術誌「ネイチャー」(Nature) に掲載される。

ところがこのわずか2週間前、ライバルの研究者であったアメリカのキングが、同じ結果を「サイエンス」(Science) 誌に報告していた。学術的発見は、一日でも早く発表した者の勝ちであり、勝者が全ての栄誉を持っていく。しかしこれは、セント＝ジェルジの結果をキングに横流しした者がおり、それでキングが慌てて論文を書いたのだともいわれる。セント＝ジェルジの共同研究者で、キングの元弟子であるスワーベリが、その犯人という説が強い。

錯綜した先取権争いに、判定を下したのはノーベル賞委員会だった。1937年、セント＝ジェルジは「ビタミンC発見」の功績で、ノーベル生理学・医学賞を受賞する。ただしこれも、当時のノーベル賞委員会がヨーロッパ人をひいきしたせいだという声もあり、今もアメリカでは、キングをビタミンCの発見者とする人が多い。ビタミンB_1の発見者として、鈴木梅太郎を挙げる日本人が多いのとよく似た構図だ。

1933年にはイギリスのハースがビタミンCの構造を解明し、ヘキスロン酸の名を「壊血病に抗する」という意味の「アスコルビン酸」と改める。彼は安価なブドウ糖からビタミンCを合成することにも成功した。これらの功績により、ハースはセント＝ジェルジと同じ1937年、ノーベル化学賞の栄誉に輝いている。

ビタミンCの正体が判明し、大量生産が可能になったことで、一般への普及の道が開かれた。さらに、ビタミンCは、壊血病を防ぐだけの物質でないこともわかってきた。ビタミンCは酸化を受けやすい性質があり、体内の有害な活性酸素などと反応し、これを消してくれるのだ。また、食品などを空気中の酸素による酸化から守る働きもある。このため、ビタミンCは健康食品、サプリメント、添加物などとして大いにもてはやされることとなる。現代まで続くこうしたブームに大きく貢献したのは、ビタミンCに不可解なまでにのめり込んだ、ある偉大な科学者であった。

ビタミンCの教祖となった大化学者

ニュートン、アインシュタイン、ホーキングといった名は、科学とは縁がない一般の人も、知らぬものはないだろう。しかし化学というジャンルには、残念ながら誰でも知っている大天才と呼べる人物は少ない。ただし、人材がいないわけではない。たとえばアメリカのライナス・ポーリングは、一般への知名度こそ多少劣るが、その功績は前述の大天才たちに決して負けてはいない。

彼は原子と原子がなぜ結合するかという、化学の最も根源的な疑問に解答を与え、この功績で1954年のノーベル化学賞を授与された。一方で世界の科学者を率いて原水爆禁止運動に乗り出し、これによって1962年のノーベル平和賞をも獲得している。生涯にノーベル賞を2回単独受賞した人物は、後にも先にも彼一人だ。DNAの構造決定競争では、政治的な理由も絡んでワトソンとクリックに功を譲ったが、これがなければノーベル生理学・医学賞も彼のものになっていた可能性が高い。量子力学・化学・生物学にまたがる業績は、綺羅星《きらぼし》のごとく天才たちが並ぶ科学史の中でも、燦然《さんぜん》と輝きを放っている。

この誰もが認める20世紀最高の化学者は、65歳頃になって、どうしたわけかビタミンCに入れあげ始めた。きっかけは、彼の講演を聞いたある生化学者の、一通の手紙であった。その手紙には、これから毎日大量のビタミンCを摂り続ければ、あなたはあと50年生きられると記されていた。ポーリングは、これをきっかけに狂信的といってよいビタミンCの信者となる。複雑な分子の構造を誰よりも精密に解明し、米国政府とさえひるまずに闘った彼の頭脳と精力が、奇妙な健康法の開発と宣伝に振り向けられてしまったのだ。

ポーリングは、それまで栄養素の研究をしたこともなかったが、大量のビタミンCを飲み続けていれば、風邪も引かずインフルエンザにもならず、がんにかかることもないと主張した。通常、ビタミンCの必要量は一日100ミリグラム程度とされているが、彼は6グラムから18グラムを摂取することを勧め、自身も大量服用を続けた。

ビタミンCは各種のウイルス性疾患、精神病に至るまで、あらゆる病気の救世主となるとし、彼の一般向け啓蒙書はベストセラーとなった。ビタミンCの効能を否定する意見は、もっと高い薬を売りつけんがための製薬会社の陰謀であるとし、これを激しく攻撃している。

しかしその後、他の研究者が行なった多くの臨床試験の結果は、彼の理論を完全に裏切るものだった。ポーリングは、このようなインチキな結果を掲載したのはなぜか、と学術誌の編集部を脅し上げたりもしたが、実験結果が変わるものではなかった。こうしてポーリングは、その前半生で築き上げた信頼と栄誉を、自らの手で少しずつ打ち壊していった。

結局、ビタミンCでがんを防げるという主張とはうらはらに、ポーリングは妻エヴァを胃がんで亡くし、自身も前立腺がんでその生涯を終えている。もっとも彼は93歳で亡くなる直前まで論文を発表し続けるほど元気であったから、少なくともビタミンCの大量摂取が体に悪いわけではなかったのだろうが。

ポーリングほどの巨人が、なぜこうも妙な理論にのめり込んでいったのか、なかなか凡人には計り知れない。かのアイザック・ニュートンも、晩年には錬金術に打ち込み、不毛な25年の研究生活を送った。天才などというものは、桁外れのパワーとエネルギーを持つだけに、方向を少し誤るだけで全てが崩壊してしまう、難しい生き物であるのかもしれない。

ポーリングのビタミンC万能論は、今もまっとうな医学者にはほとんど受け入れられていない。何しろビタミンCは水溶性が高いため、必要以上に摂取しても体外に流れ出ていくだけであり、さしたる効果は望めないのだ。しかし健康食品メーカーからは、ポーリングは今も神の如く扱われ、その広告には「ノーベル賞2回の健康理論!」の文字が麗々《れいれい》しく躍っている。

実のところ、ある分野で素晴らしい成果を挙げた人物が、他の分野で奇妙な論理にはまり込んでいく例は決して少なくない。33歳の若さでノーベル物理学賞を獲得したブライアン・ジョセフソンは、その後心霊現象の研究に没頭してしまったし、第11章で登場するリュック・モンタニエ(2008年ノーベル生理学・医学賞受賞)は、磁場によってDNAがテレポートするという理論を発表して、世界の科学者の失笑を買った。ノーベル賞科学者だから、教授や博士だからといって、無条件にその言葉をありがたがるべきではないことは、我々も肝に銘じておくべきだろう。

だが一方で、ビタミンCの新たな生理作用は今も続々と発見され、その成果は一流学術誌の誌面を飾っている。結局のところ我々は、大航海時代の開始から500年以上を経た現在も、いまだビタミンCの全貌を知らず、その効果に正当な評価を下し切れていない。極めて害が少なく、わずか20個の原子から成るだけの小さな化合物にして、この混迷ぶりだ。ビタミンCこそは、医薬の評価ということがいかに難しいかを示す、極めてよい例であるとはいえそうだ。

第３章

キニーネ
名君を救った特効薬

名君を救った薬

中国史上最高の名君は誰かというのは、しばしば歴史好きの間で話題に上るテーマだ。清朝第4代皇帝の康熙帝《こうき》（1654−1722）は、必ずその最有力候補に挙がることだろう。わずか8歳で即位し、内政・外征とも大きな成果を挙げた他、『康熙字典』の編纂など文化事業にも力を入れた。300年近くにわたった清王朝の基礎を実質的に築いた人物として、その評価は今後も揺らぐことはあるまい。

康熙帝の在位は61年にも及び、これは中国歴代皇帝中の最長記録だ。王者が長く健康を保てなければ、長期安定政権などは望めない。単に政治能力や人心掌握術に秀でるだけではなく、肉体的に頑健であることも、名君の重要な条件なのだろう。

しかし、その康熙帝にも、ピンチはやはり訪れている。そのひとつは、40歳のころに遠征の途上でマラリアを発病したことだった。康熙帝は一時危篤状態にまで陥るが、この時イエズス会の宣教師から特効薬が献上され、彼は一命をとりとめた。戦争の最中に、国家の大黒柱たる皇帝が倒れていれば、清帝国の運命はどう変わっていたかわからない。

また、この時に見舞いに訪れた皇太子は父の体を案ずるどころか、これで皇帝位が転がり込んでくると、思わず喜色を浮かべてしまった。これがきっかけで皇太子は父からの信頼を失い、やがて廃嫡に追い込まれた。代わって次期皇帝の座に就いた雍正帝《ようせい》、その子の乾隆《けんりゅう》帝により、清帝国は全盛時代を迎えることとなる。いろいろな意味で、康熙帝のマラリアは歴史のターニングポイントとなったのだ。

この時康熙帝の命を瀬戸際で救った特効薬こそ、本章の主役であるキニーネだ。これをきっかけに康熙帝は西洋の学問に傾倒し、キニーネを献上した宣教師たちには、褒美として北京初の壮麗なカトリック教会の建設が許されている。キニーネの素晴らしい効能に、康熙帝がいかに心を動かされたかが伝わってくるようだ。

アレクサンダー大王も平清盛もマラリアに斃れた

マラリアは、ハマダラカという蚊の一種が媒介する感染症だ。蚊が人の血を吸う際、唾液腺に潜むマラリア原虫という単細胞生物が血液に入り込むことによって感染する。マラリア原虫はまず肝細胞に入り込んで増殖、次いで赤血球に潜入してこれを破裂させる。患者は間欠的に40度前後の高熱を発し、場合によっては意識低下・黄疸などの症状を発して死に至る。

現代でもアフリカを中心に毎年3億~5億人のマラリア患者が発生し、100万人以上の人命が奪われている。この数字は近年やや減少傾向にあるものの、今もエイズ・結核と並ぶ「世界三大感染症」の一つであることに変わりはない。今までに生まれた人類の半数は、マラリアで亡くなっているという研究者もいるほどだ。

マラリアは極めて古くから存在しており、紀元前14世紀に在位したツタンカーメン王の死因とする説がある。アレクサンダー大王は遠征の帰路でマラリアに斃《たお》れたといわれるし、『神曲』を書いた詩人ダンテ、イギリスの独裁者クロムウェルなども、この病気が死因とされる。日本では、平清盛や一休宗純といった人々がこの病気の犠牲者だ（ただし古い記録では死因を特定しがたいケースも多く、これらには異説も多く存在する）。近年では、マザー・テレサが2度目のマラリアに感染した翌年、87歳で亡くなっている。

現在ではマラリアの流行地域は熱帯・亜熱帯地域に限られている。しかし、これら犠牲者のリストを見ればわかる通り、かつてはヨーロッパや日本でも猛威を振るっていた。スウェーデンやフィンランド、カナダなどにもマラリアの発生記録があるから、この病気の影響を受けずに済んだ民族はほとんどないといってよい。

マラリアはローマの友

古代から「世界の首都」と謳われたローマの都も、マラリアとは深い縁がある。紀元前1世紀ごろに活躍した政治家キケロは、この街を「悪疫《あくえき》の都」と評した。現在ヴァティカン宮殿のあるあたりは、ローマ時代には沼地であり、蚊が繁殖するのに絶好の条件であったためだ。マラリアという言葉自体、イタリア語の「悪い空気」を意味する「mal aria」から来ている。

しかしマラリアは、一面でローマ人の強い味方でもあった。西ローマ帝国末期にイタリア半島を荒らし回ったフン族は、教皇レオ1世の説得によって平和的に撤退した。この一件は、カトリック教会の権威確立にも大きく寄与したとされる。しかしこれはレオの説教に心を動かされたというだけでなく、すでにフン族の間にマラリアが蔓延し、戦力を削がれていたことが大きな要因であったらしい。

その後もローマには何度もゲルマン民族が攻め込んでいるが、そのたびにマラリアの壁に阻まれ、なかなかこの「永遠の都」を手に入れることはできなかった。マラリアは、ローマ人にとって大きな脅威であると同時に、蛮族に対する強力な防壁でもあったのだ。

一方で、何度もマラリアによる悲劇の舞台となってきたのが、カトリック世界の最大のイベントであるコンクラーヴェ（教皇選挙会議）だ。コンクラーヴェは、世界から集まった枢機卿たちが聖堂に閉じこもり、外部からの干渉を受けないようにして、決定まで選挙をくり返すことになっている。

しかし前述のように、ヴァティカンはもともと沼地で、蚊が発生しやすい条件下にあった。ここに建てられた聖堂に、多くの人々がこもりっきりになるわけだから、コンクラーヴェはマラリアが蔓延するのにぴったりの環境なのだ。

1048年に選出されたダマスス2世は、在位わずか23日でマラリアのために亡くなっている。1590年のウルバヌス7世に至っては、選出から2週間ももたずに世を去り、これが歴代教皇の最短在位記録となっている。

最大の悲劇となったのは1623年のコンクラーヴェで、選挙のために集まった枢機卿のうち10人がマラリアに感染、8人が死亡した。最有力候補であったボルゲーゼ枢機卿も重病となり、立候補を断念したために、コンクラーヴェは大混乱に陥った。最終的に選出されたウルバヌス8世もマラリアを発病したが、何とか生き延びて選挙のやり直しは避けられた。恐らく他の枢機卿も、これでどうやら助かったと胸を撫で下ろしたことだろう。

他にも、インノケンティウス3世、アレクサンデル6世、ユリウス2世、レオ10世といった歴史に名を残す教皇たちが、マラリアによって世を去ったとされている（もっともこのうち何人かについては、暗殺説も根強い）。比較的信頼のおける記録がある10世紀末以降の教皇約130人のうち、マラリアあるいは熱病が死因とされる教皇は22人に上るというから、「神の代理人」たちにとってもこの病気は非常な脅威であったのだ。

奇跡の木の発見

大航海時代を迎え、アメリカ大陸へ布教に出向いた宣教師たちにとっても、マラリアは恐るべき敵であった。しかしペルーには、この病気の特効薬が存在していた。高地に生える「キナノキ」の樹皮がそれであった。言い伝えによれば、マラリアにかかった者が、渇きのあまりキナノキの根元にたまっていた苦い水を飲んだところ、魔法のように熱が下がったことから、その効能が見出されたという。

この奇跡的な薬効を持つ樹皮は、17世紀半ばに宣教師たちによってヨーロッパに持ち込まれ、粉末状にしたそれは「イエズス会の粉」と呼ばれた。このお陰で、1655年のコンクラーヴェには3ヵ月近くを要したが、一人もマラリアの犠牲者を出さずに済んだ。その他この粉に命を助けられた人々の中には、イングランド王チャールズ2世や、フランス王ルイ14世の王子なども含まれている。そしてほぼ半世紀後には、康熙帝及び清王朝の命運をも救うわけであるから、「イエズス会の粉」のもたらした影響は絶大であった。

このキナノキ樹皮に含まれる有効成分こそが、キニーネに他ならない。これは化学物質による感染症治療の、人類最初の成功例でもあった。キニーネはマラリア原虫のライフサイクルを遮断し、その増殖を防ぐはたらきを持つ。

やがて、キニーネを含む「健康飲料」も開発された。キナノキなど薬草を抽出した液に、炭酸を加えて飲みやすくした「トニックウォーター」がそれだ。ジントニックの苦味は、成分であるキニーネに由来する（ただし現在、日本国内で通常市販されているトニックウォーターには、キニーネは入っていない）。イギリス人がインドの植民地支配に成功したのは、彼らがジントニックを普段から飲むことで、マラリアの魔の手を逃れていたからだ、との話もある。キニーネは、西欧列強による帝国主義を陰から支えていたのだ。

キニーネを合成せよ

貴重品となったキナノキ樹皮には、やがて粗悪品や偽物も出回り始めた。また数万本のキナノキが伐採されたため、資源の枯渇も心配されるようになる。何とか苗木をヨーロッパに持ち帰り、栽培する試みも行なわれたが、これは成功しなかった。インドやスリランカ、ジャワなどで大規模な栽培が成功するのは、はるか後の19世紀後半に入ってからになる。

こうしたことから、何とかキナノキから有効成分だけを純粋に分離できないか、そして人工合成はできないかという努力が始められることとなった。キニーネ分離の試みに初めて成功したのは、フランスのペルティィエとカヴェントゥで、1820年のことであった。

この時得られた記念すべきキニーネの結晶は、今もロンドンの科学博物館に展示されている。以降、マラリアは樹皮の粉末でなく、キニーネの結晶によって治療されるようになってゆく。

しかし、キニーネの品不足は相変わらずであった。このため1850年代には、キニーネの人工合成の成功に対して、400フランの賞金が懸けられるまでになった。ここで一攫千金を狙って研究に乗り出したのがイギリスのウィリアム・パーキンで、驚いたことに当時まだ18歳の少年化学者であった。

キニーネの正しい分子式は$C_{20}H_{24}N_2O_2$だが、当時はこの半分に当たる$C_{10}H_{12}NO$だと考えられていた。パーキンは、これに近い分子式を持った化合物である、アリルトルイジンを原料に使うことを考えた。その分子式は$C_{10}H_{13}N$だから、酸素をひとつ加えて水素をひとつ取ればよい。酸素を加え、水素を奪う力があるのは、酸化剤である二クロム酸カリウムだ。この両者を混ぜて加熱すれば、キニーネができるのではないかと彼は考えたのだ。

しかしキニーネの構造は複雑であり、原子の数だけ合わせても全く意味はない。いってみれば彼のやったことは、歯車やネジを必要な数だけ鍋に入れてかき回し、時計が組み上がるのを期待するようなものであった。現代の目から見れば無謀そのものだが、当時は原子や分子といった概念さえ確立していなかった時代であり、彼の発想も無理からぬことではあった。

だが、天才少年パーキンの真価が発揮されたのはここからだ。彼はこの失敗にめげず、もう少し条件を変えて実験をしてみたのだ。得られたのはただの黒いタールに見えたが、彼がこのフラスコを洗い流そうとしたところ、洗液が美しい紫色であることに気づいた。試しに布を浸すと、見事に布は美しい紫に染まった。彼はこれが、紫色染料として使えるのではないかと直感したのだ。

パーキンはこの偶然の発見を元に、染料会社を立ち上げて大儲けし、彼の染料はヴィクトリア女王のドレスに採用されるまでになった。この成功を見て、他社も次々と化学染料を開発し、見る間に染料会社は巨大産業に成長していった。欧米の巨大化学企業や製薬メーカーには、この時代に化学染料会社として出発したところが多い。現代の化学産業は、キニーネを求めた少年の無謀な実験に端を発しているのだ。

太平洋戦争とマラリア

第二次世界大戦においても、マラリアは戦局の鍵を握る存在となった。ハマダラカの跋《ばっ》扈《こ》する南方地域が、重要な戦場となったためだ。

日本では、激戦地となった沖縄で「戦争マラリア」という大きな悲劇があった。古来、石垣島北部や西表島は、マラリアが多いことで知られていた。しかし戦争末期になり、激しい空襲を受けた沖縄本島から、これらの島への疎開が行なわれたのだ。また、マラリアの存在しなかった波照間島の住民も、強制的に西表島へ疎開させられた。これは、波照間島で飼われていた牛や鶏などを、兵士の食料として確保するための軍の方針であったといわれる。

避難先で、人々は次々にマラリアに倒れた。波照間島の住民1590人のうち、1587人がマラリアに感染、477人が死亡したと記録にある。八重山諸島全体では、戦争で亡くなった住民が178人であったのに対し、マラリアによる死者は3647人であったという。沖縄戦における、忘れるわけにゆかない大きな悲劇だ。

一方、戦局を優位に進めていた米軍にとっても、マラリアは非常な脅威であった。キニーネを手に入れようにも、キナノキの栽培地域であるインドネシアは日本軍に押さえられていた。キニーネなくして、南方戦線での優位な戦いはない。アメリカはその威信にかけて、キニーネを入手する必要に迫られていた。

この時期までに、キニーネに関する研究はずいぶん進んでいた。多くの化学者の手により、キニーネの部分構造が少しずつ解き明かされていった。そして1908年、ドイツのラーベがついにキニーネ分子の全体像を描き上げることに成功した。ペルティエらによる

キニーネの構造

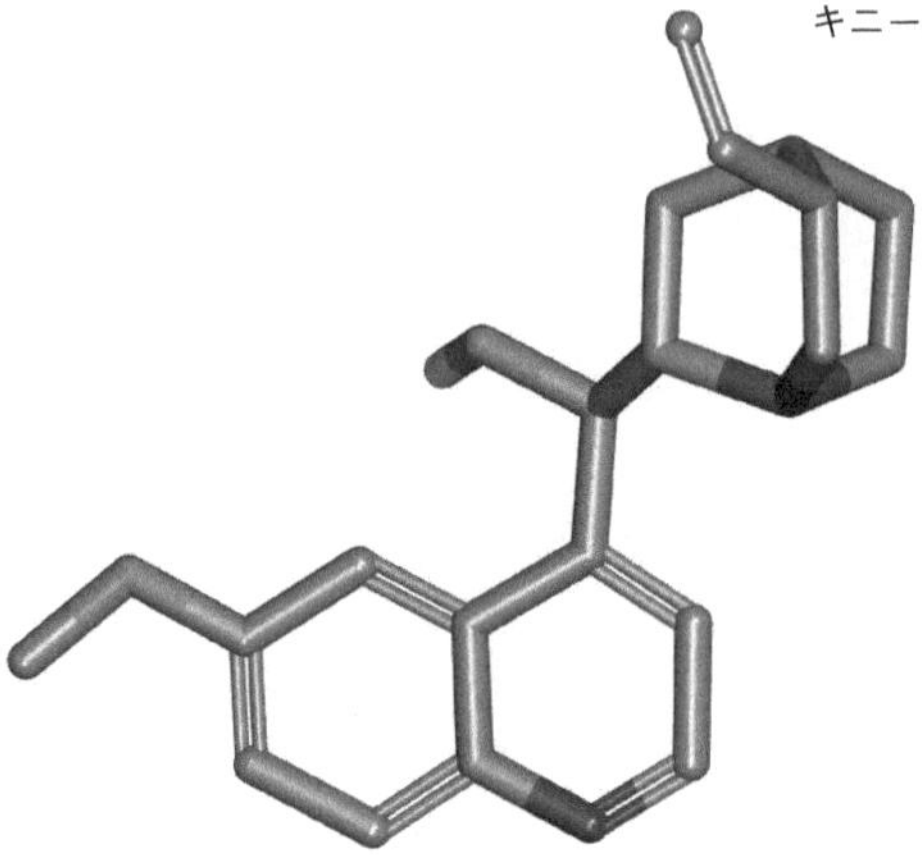

キニーネ分離成功から、88年目のことであった(ちなみにもし今キニーネが見つかったなら、構造解明は一日もあれば十分だろう)。

しかしキニーネの構造はあまりに複雑すぎ、当時の化学の水準では人工合成など夢のまた夢と思われた。しかし1942年、ハーバード大学に籍を置く若者が、敢然とこの難事業に挑む。2年がかりの伝説的な努力の末、それは完成した。史上初のキニーネ人工合成を達成した男の名はロバート・バーンズ・ウッドワード、当時わずか27歳の青年であった。

ウッドワードの名は「コールタールから魔法の薬を作り出した若者」として「ニューヨーク・タイムズ」の一面に掲載され、彼は一躍時の人となった。「ライフ」「タイム」「ニューヨーカー」「ニューズウィーク」といった大マスコミもこぞってこの快挙を絶賛し、彼の成功は「連合国の科学力の勝利」として、大きく喧伝されることとなったのだ。彼がフラスコの中で作り出したわずかなキニーネ粉末が、大国アメリカのプライドを支えていたといってもよいだろう。

ウッドワードは後に、学生時代からキニーネの合成法を自分なりに考えることで、合成化学のセンスを身につけていったと述べている。またキニーネの構造研究は、分析技術の進展に大きく寄与した。キニーネという薬の魅力は、有機化学というジャンルを大きく育てるための、またとないゆりかごとなったのだ。

ウッドワードはこの後も次々に複雑な化合物の合成を達成し、有機化学の世界を一人で大きく変えてゆくことになる。1965年にはノーベル化学賞を単独受賞、多くの弟子を育て「有機合成の神様」の名をほしいままにする。20世紀後半の有機化学は、彼の影響の下に発展していったが、キニーネはその大きなきっかけとなったといえる。

ただしウッドワードの編み出したキニーネ合成法はあまりに手間がかかりすぎ、とうてい大量供給が可能なものではなかった。マラリアに苦しむ戦場の兵士に、人工キニーネが届くことは結局なかったのだ。実のところ、はるかに化学合成の技術が進歩した今でも、キニーネの人工合成による必要量の供給は実現していない。

代わって化学者たちは、キニーネの構造を参考にして様々な化合物を合成し、より簡単な構造で抗マラリア作用を持つ化合物を創出した。これらはキナクリン、クロロキン、メフロキンなどと名づけられ、それぞれ戦場でも用いられた。

　これらはしばらくの間効果を発揮したが、やがて効き目がなくなってゆく。マラリア原虫が、薬剤に対する耐性を獲得してしまったのだ。不思議なことに、元祖たるキニーネには数百年経っても耐性マラリア原虫があまり現れていない。このため、キニーネは今も最重要なマラリア治療薬としての座を占め続けている。

21世紀のマラリア事情

　戦後になり、殺虫剤ＤＤＴによる蚊の駆除など徹底した対策が行なわれたため、先進国でのマラリア発生はほとんど見られなくなった。戦争マラリアの悲劇を経験した八重山諸島でも、１９６１年を最後に患者の発生はゼロとなっている。現在の八重山は、陽光の降り注ぐ美しい観光の島だ。先人の努力に、改めて敬意を表したい。

　しかし先述の通り、マラリアの害は終わったというには、全く程遠いのが現状だ。マラリア原虫は、巧妙に環境に適応して生き残る、極めて見事な仕組みを持っている。たとえば、普通の病気は一度感染すると免疫ができて再びかかりにくくなるが、マラリアは何度でも発症する者が多い。一つの原因は、マラリア原虫が免疫系に反応しやすい多数のタンパク質を「おとり」として作り、自分の生存に本当に必要なタンパク質を守るためと考えられている。いわば分子レベルの煙幕を張ることで、免疫系の攻撃から逃げ延びているのだ。

キニーネに代わる新薬開発の努力も、決して十分とは言い難い。マラリアの患者数は多いものの、流行地は発展途上国がほとんどであるし、耐性を持ったマラリア原虫も出現しやすい。製薬企業にとっては、新薬を創っても開発費の回収が見込みにくい薬なのだ。蚊の駆除に大きな威力を発揮してきたDDTも、環境汚染などの問題から、かつてのような大量使用は難しくなっている。

現在、期待されている対策はマラリアワクチンだ。マラリア原虫は種類も多く、ライフサイクルも複雑であるため、通常の細菌のようなワクチンを作るのは今まで難しかった。しかし最近、米国のサナリア社、英国のグラクソ・スミスクライン社、そして日本の大阪大学などがワクチン研究に取り組み、承認目前の段階にある。ただしこれらのワクチンが、アフリカなどの流行地からマラリアを駆逐するのは、最大限うまくいったとしても数十年先だろう。医薬やワクチンのみならず、蚊帳《かや》や殺虫剤の普及など、あらゆる手段を講じていく必要がある。

先進国にとっても、マラリアは過去のことでは済まされない。地球温暖化によって蚊の生息域が広がり、温帯地域の先進国に再侵入する可能性が指摘されているためだ。航空機など交通手段の進歩も、蚊の侵入を後押ししている。日本では2014年、同じく蚊が媒介する病気であるデング熱が、69年ぶりに国内で発生したことが話題になったが、同じことがマラリアで起こる可能性は十分あるにもかかわらず、一般の注意を引くには至っていない。

歴史を振り回してきた病・マラリアと人類との闘いは、残念ながらまだまだ終わりそうにはない。今後、マラリア撲滅へ向けて最大の障害になるのは、この病気に対する先進国の人々の無関心——ということになりそうだ。

第４章

モルヒネ
天国と地獄をもたらす物質

人類最古の医薬

現在用いられる現役の医薬のうち、人類が最も古くから使ってきたものは何だろうか。調べていくと、どうやらそれはモルヒネであるらしい。

人間は、痛みに弱い。ちょっとした頭痛や腹痛ですら、作業の効率を大幅に下げてしまう。長く続く慢性的な痛み、骨折などによる激痛であればなおさらだ。鎮痛剤ほど、切実に求められてきた医薬はない。

そして人類がこれまで手にした最強の鎮痛剤こそ、モルヒネに他ならない。飛躍的に創薬技術が進歩し、様々なアプローチの鎮痛剤が登場している現在でも、これを超えるものはいまだ創り出されていない。

モルヒネは、肉体のみならず心の痛みにすら効いてくれる。少量のモルヒネ投与は、日頃の憂さも悲しみも、あっという間にきれいに消し去ってくれる。だが、その代償があまりに大きいのはご存知の通りだ。一般的なモルヒネのイメージも、優れた鎮痛剤としてではなく、人生を破壊する麻薬としてのものだろう。歴史の中でも、モルヒネは特にマイナスの面に強く関わってきた。

ケシの実の誘惑

モルヒネは、ケシの未熟な果実から得られる。ケシにも様々な品種があり、園芸品種としてポピュラーなヒナゲシなどは、モルヒネを作らない。モルヒネを生産するのは、ケシ属の中でもソムニフェルム種やセティゲルム種と呼ばれるもので、日本では無許可での栽培が禁じられている。

これらの品種は、つぼみの時には茎がくにゃりと曲がって地面を向いているが、やがてまっすぐに天を指し、白・紅・紫などの大きく美しい花を咲かせる。花が散った数日後には、鶏卵大の果実（いわゆる「ケシ坊主」）が実り、これを未熟なうちに傷つけると、白い乳液が滴《したた》り落ちてくる。これを集めて乾燥させたものが、いわゆるアヘンだ。

アヘンは10％ほどのモルヒネを含むため、粗製のままでも十分な薬効を示す。このため、その効果は極めて古くから知られていた。スイスの新石器時代の遺跡からケシ栽培の痕跡が見つかっているというから、その歴史は5000年以上も遡れることになる。またメソポタミア地方で見つかった粘土板には、楔形文字《くさびがた》によってアヘンの採取方法が記されており、ケシは「喜びの植物」と書かれているという。となれば、人類は文明の始まる以前から、アヘンの作用を知っていた可能性が高い。

紀元前1500年ごろのパピルスには、ケシの医薬としての利用が記されているし、ケシ坊主の絵が描かれたアヘン吸引用パイプ（紀元前1200年ごろ）もキプロスで出土している。3000年以上も前、すでに多くの文明にアヘンが広がっていたことがわかる。

古代ギリシャ文学の最高峰とされる、ホメロスの叙事詩『オデュッセイア』にも、悲しみを忘れさせる薬が登場する。「これを混ぜた酒を飲んだ者は、目の前で家族が殺されても、一日の間は涙を落とすことがない」とあり、これはアヘンの陶酔作用を描写したものとみられている。古代の人々も、あるいはこうして薬の力によって、親しい人が亡くなった悲しみを紛らわせていたのだろうか。

ギリシャの衰亡後にアヘンの使用はいったん廃れるが、ローマ時代に「再発見」され、多くの医師が鎮痛剤あるいは睡眠薬として、これを利用したようだ。ローマの五賢帝の一人で、『自省録』を著して「哲人皇帝」と呼ばれたマルクス・アウレリウス・アントニヌスも、どうやらアヘンをたしなんでいた形跡があるという。

ただしこの時代には、アヘンは麻薬として一般に広がるには至っていない。ギリシャ・ローマ時代の文献には、アヘンの効能と用途が詳細に述べられているが、同時にその毒性について多くの警告もなされている。アヘンは、その強力な効果から医師たちの注目を浴びてもいたが、同時にマイナス面も強く警戒されていたのだ。

9世紀以降、科学の中心はイスラム圏へと移り、医学・薬学も大きく発展した。その知識と文物を西洋に持ち帰ったのが、数度にわたった十字軍の遠征であった。十字軍は、本来の目的である聖地奪還は果たせなかったが、文化と学問の交流を促したことで、その後の歴史に大きな影響を与えている。アヘンもこの時に再度ヨーロッパにもたらされ、医薬としての効用を見直されることとなる。

拡大するアヘン使用

アヘンの効用を広めるきっかけを作ったのは、16世紀の錬金術師にして医学者であったパラケルススであった。パラケルススとは本名ではなく、古代ローマの名医ケルススの名に、ギリシャ語で「超える」を意味する「パラ」を足したものだ。いわば自分で「スーパー名医」と名乗っていたわけだが、確かにそれだけのことはある人物だ。彼は哲学、化学、毒性学など幅広い範囲で研究を行ない、錬金術の時代と科学の時代の橋渡しをした大学者であった。

パラケルススはアヘンをベースとした丸薬を開発し、これを万病に効く万能薬として推奨した。アヘンは鎮痛・鎮咳《ちんがい》効果を持つから、万能とはいえないまでも、多くの病気の症状を和らげることはできただろう。実のところ、この時代に使われた医薬のうち、現代の目で見て真に有効といえるものは、アヘン以外にほとんど見当たらないといっていい。

17世紀後半には、イギリスでアヘンチンキが開発される。これは赤ワインなどの酒に、適量のアヘンを溶かしたものであった。やがてアヘンチンキは、風邪やコレラといった感染症、生理不順、原因不明の痛みに至るまで、幅広く処方されることとなる。

アヘンチンキの開発者であるトーマス・シデナムは、「全能の神が苦しみを和らげるために人類に与え給うた治療薬のうち、アヘンほど普遍的で効能のあるものはない」と語っている。この言葉は真実ではあるが、事実の一方しか見ていないものでもあった。アヘンの恐るべき耽溺《たんでき》性、依存性が、この時代から徐々に知られ始める。

それでも多くの医学者はアヘンの使用を推奨し、やがて乳児から老人まで、何かといえばアヘン製剤を服用するようになっていった。こうして入手が容易になったこともあり、18世紀から19世紀にかけて、アヘン中毒患者は増えていく一方となった。

そしてこのころ、モルヒネの純粋分離が果たされた。1803年、弱冠20歳の薬剤師フリードリッヒ・ゼルチュルナーは、アヘンに酸と塩基を順次加えることで不要物を除去し、有効成分だけを結晶として取り出すことに成功したのだ。彼はこの成分に、ギリシャ神話の眠りの神モルフェウスにちなみ、モルヒネ（morphine）の名を与えた。

この発見は、科学史上に特筆される出来事であった。痛みを和らげ、人の心を安楽へと

モルヒネの構造

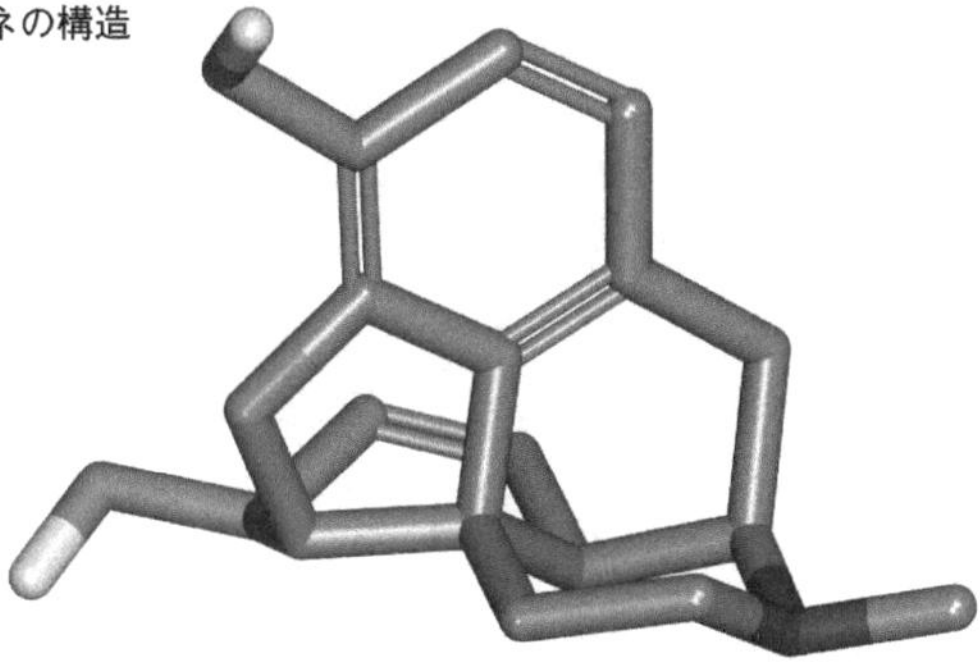

誘うアヘンの不思議な作用は、生命の神秘的な力などではなく、単なる物質に宿っていることがはっきりと示されたのだ。近代的な薬学と有機化学が、ここにスタートしたと言ってよい。また純粋に有効成分を取り出せたことで、正確に量を測って薬を投与できるようになったことも、実用的には大きな変化であった。19世紀半ばには皮下注射器が開発され、モルヒネを注射の形で投与できるようになった。これは医薬としての可能性を拡大させたが、同時に中毒患者増加への道をも開いてしまった。

南北戦争（１８６１〜１８６５年）においては、南軍側だけで１０００万錠のアヘン錠剤と、２００万オンス以上のアヘン剤製品が売られたとされる。このため耽溺者が続出し、中毒者は「兵隊病」と呼ばれるようになった。「万能薬」ともてはやされたアヘンは、徐々に危険な麻薬としての素顔をむき出しにし始める。

モルヒネの作用

さて、ここでいったん生化学の話に立ち寄ってみよう。アヘンの主成分であるモルヒネは、なぜ人に多幸感を与え、耽溺性を持つのだろうか？　その解明が始まったのは、1970年代のことであった。アメリカとスウェーデンの3つの研究グループが、人間の脳内にモルヒネがとりつく場所があることを、ほぼ同時に発見したのだ。このように、ある特定の分子が結合し、情報を受け取る部位を、「受容体」と称する。

しかし、なぜこのような受容体が存在しているのだろうか？　ある種のケシだけが生産する、特殊な物質のための受容体を、人体がわざわざ用意しているはずはない。ということは、人体はこの受容体に結合する物質を、自ら生産していると考えられる。受容体を鍵穴とすれば、モルヒネはたまたまそこにはまってしまうだけの偽の鍵であり、脳内には「本物の鍵」が存在しているはず、というわけだ。人間に快楽の感覚を引き起こす「本物の鍵」こそは、脳の謎に大きく関わる重要物質に違いない。生化学者たちは、この発見に色めき立った。

こうして1970年代から1980年代にかけて、「本物の鍵」の正体が次々に明らかになった。これらは、アミノ酸が5個から三十数個連結した、「ペプチド」と呼ばれる箇単な物質群で、「エンドルフィン」と総称される。モルヒネは、エンドルフィンの先頭部分によく似た構造をしており、受容体に結合して同じように作用できるのだ。

エンドルフィンは、外傷やストレスを受けた際に放出され、その苦痛を和らげる。たとえば長距離走者が感じる高揚感（ランナーズ・ハイ）は、苦しみを緩和するためのエンドルフィン分泌によるものとされる。また社会的連帯感・安心感や、謎を解いた時、知識を得た時の満足感などにも、エンドルフィンが関わっていると見られている。エンドルフィンとその受容体は、人間の多くの行動の動機に関係する、極めて重要な系なのだ。

モルヒネはこの系に入り込み、かりそめの、しかし深い快感を与える。こうしてモルヒネを投与し続けると、生体は「現在のところエンドルフィンの量は十分である」と判断し、生産を止めてしまう。このためやがてモルヒネが切れると、体はエンドルフィン不足となり、強い不快を感じる。これが麻薬の禁断症状だ。モルヒネを投与すればこれは治まるが、エンドルフィン生産能力はさらに落ち、次回はさらに多量のモルヒネを求めるようになる。まさに悪循環だ。

モルヒネの禁断症状は、何ともいえない全身のだるさ、不眠、鼻水、発汗、震え、激しい頭痛や腹痛、嘔吐などなど、まさに地獄としかいいようがない症状の数々として現れる。たかだか原子40個の塊に過ぎないモルヒネが、人体という恐ろしく複雑なシステムを破壊する力を備えているとは、実に驚くべきことという他ない。

中国におけるアヘン

科学の話を離れ、歴史の話題に戻ろう。アヘンが、歴史に最も深くその爪痕を刻みつけたのは、中国においてであった。その中国で、アヘンはいつごろから知られていたのだろうか？

最も古い時代に、アヘンを用いたといわれるのは、『三国志演義』にも登場する後漢末の名医・華陀《かだ》（華佗とも）だ。毒矢を受けた関羽の肘を切り開き、骨を削る大手術を行なったエピソードは有名だから、ご存知の方も多いことだろう。もっともこれは年代的に華陀の死後であり、『演義』の創作とされる。

彼は「麻沸散《まふつさん》」と呼ばれる麻酔薬を用いて、多くの開腹手術を行なったと伝えられている。この麻沸散のベースになったのが、アヘンではなかったかといわれているのだ。ただし他の文献からは、この時代にケシが中国に伝わっていたとは考えにくく、麻沸散の成分は他の植物などによっていた可能性が高い。

ケシに関するはっきりした記録が現れるのはようやく唐の時代（６１８〜９０７年）になってからだが、花の観賞用に育てられていたに過ぎない。明代の１５９３年に著された

『本草綱目』は、漢方薬の集大成ともいえる一冊だが、ここでもアヘンに関する記述はあやふやで伝聞的なものにとどまっている。西洋ではあれほど早くから広く利用されていたアヘンが、中国では長くほとんど知られていなかったのは、ちょっと不思議だ。そしてアヘンの薬効と毒性を中国人が知らなかったことが、この国の歴史に深い傷を刻み込むこととなる。

麻薬売買のための大義なき戦争

17世紀前半、イギリスに初めて茶がもたらされる。東洋からやってきたこの新奇な飲料はたちまち評判を呼び、大ブームとなった。しかし熱帯原産の茶は、寒冷なヨーロッパの気候ではどうしても育たない。その輸入量は急速に拡大し、イギリスの貿易赤字は膨れ上がる一方となっていった。代わりに売り込むものはないか？　しかし当時中国を支配していた清王朝は、食料、飲料、衣服、工芸品など、全てを持っており、輸入すべき必需品は何もなかった。

１７７３年、イギリスがインドのベンガル州を征服したことが、彼らに思わぬ解決策をもたらした。この地で生産されるアヘンを、清に売り込むというものだ。イギリスは産業革命で培った工業技術を生かし、品質と規格を厳密にコントロールして、大量生産を行なった。タバコにヒントを得て、アヘンを火であぶって煙を吸引するという、中国人好みの新商品まで開発したというから、そのやり方は現代のビジネスマンも真っ青だ。そしてイギリスは、アヘンを「毒性のある嗜好品」とし、自国への流入は慎重に規制したというから、言うべき言葉がない。

こうして清は、政府高官から庶民に至るまで、ひとたまりもなくアヘンの虜《とりこ》になっていった。何度か輸入禁止令も出されたが、アヘンは一度買ってしまえば必ず二度三度と買わざるを得なくなる恐るべき商品であり、ほとんど効果はなかった。あれほどイギリス側の入超《にゅうちょう》であった貿易収支も完全に逆転し、清国内から銀が流出する一方となっていった。

この状況に立ち上がったのは、清の官僚であった林則徐《りんそくじょ》であった。彼は、アヘン輸入禁制を緩めようという提案に真っ向から反対し、この危険な麻薬を締め出す方針を主張した。皇帝はその意見を容れて彼を欽差《きんさ》大臣（臨時の全権大臣）に任命、密輸の取り締まりに当たらせた。

1839年、林則徐はイギリスの商人が隠し持っていたアヘン1400トン以上を押収し、石灰と塩水で分解処分するという挙に出た。これをきっかけにイギリス側は態度を硬化させ、軍隊を送り込んで戦闘に入る。これが史上に悪名高いアヘン戦争（1840～1842年）だ。麻薬売買の利権を守るための戦争というのは、世界史上に類例を見ない。

大義のない戦争ではあったが、戦力の差は歴然としていた。近代兵器を備えた英軍に、清軍は手も足も出なかった。ある戦闘では、英軍の砲弾があまりに精確に飛んでくるので、これは妖術であると考えた清軍は、対策として女性用の便器を敵に向けたという。不浄なものには、妖術を破る力があるという迷信が信じられていたのだ。近代兵器を誇る英国に対し、これでは勝ち目があるはずもなかった。

清は一敗地に塗《まみ》れ、香港の割譲、巨額の賠償金の支払いなどを余儀なくされる。さらに1856年のアロー戦争（第二次アヘン戦争とも）などを経て、清は西洋列強の食い物となってゆく。約150年の支配を経て、香港が中国に返還されたのはようやく1997年のことであったから、その影響は直接に現代にも及んでいる。

強国と思われていた清が西洋列強に完全に屈服したことは、日本の幕府にも強い衝撃を与えずにおかなかった。また西洋に伍する実力をつけないことには、清と同じ運命を辿るという意識が、明治の富国強兵策へとつながっていった。モルヒネがもしこの世になければ――いや、原子ひとつ分でも構造が異なっていれば、アジアの歴史は今と全く違ったものになっていたことだろう。

ヘロインの構造式

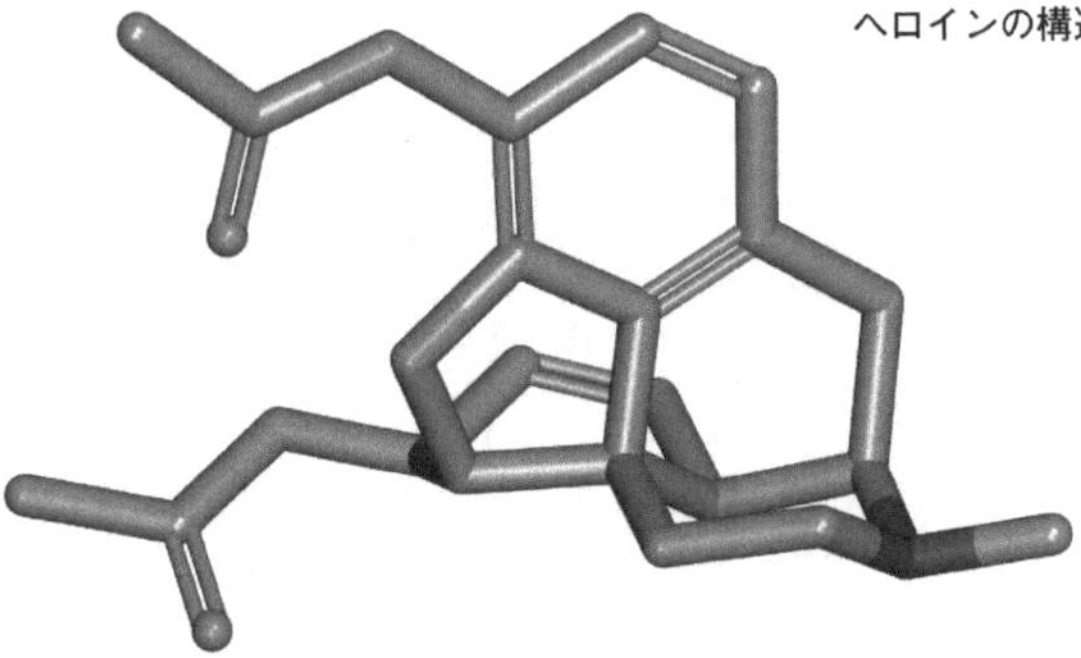

ヘロインという悪魔

モルヒネは、鎮痛などの薬理作用も強力だが、それ以上に依存性が強すぎる。なんとか、この依存性をなくして、鎮痛作用だけを残すことはできないだろうか？　この努力は昔から続けられてきた。

１８７４年、イギリス人化学者Ｃ・Ｒ・Ａ・ライトが、モルヒネにアセチル基という原子団を結合させた物質を作り出す。これは20年以上も注目されていなかったが、１８９８年にドイツの製薬企業バイエル社がこれに目をつけ、新薬として発売する。

この化合物は、鎮咳剤として非常に有効である上、依存性を持たないと考えられた。バイエル社は、この薬のサンプルを医師たちに送り、その有効性を説いた。しかし実際には、依存性は解決されていないどころか、モルヒネより遥かに強まっていたのだ。これこそが、ヘロインに他ならない。ヘロインの名は、服用すると「英雄的」(heroic)な気分になれたことに由来する。

モルヒネにアセチル基を付加すると、分子全体として油になじみやすくなる。生体の仕切りを作る各種の膜は油に近い成分だから、ヘロインはモルヒネより膜を通過しやすく、体内への吸収がよくなる。その後アセチル基は人体の代謝作用によって切断され、有効成分であるモルヒネが再生される。これがヘロインの強烈な作用の正体であった。

ヘロインを投与すると、他のいかなる方法でも得られないような強烈な快感が得られるという。「ドラッグの王者」と呼ばれるゆえんだ。しかし禁断症状もモルヒネに輪をかけて激烈であり、体中が経験したことのないような激痛に襲われるともいう。ヘロインの製造と販売は禁止となったが、その後は闇で合成されるようになり、今も多くの中毒者を生み出し続けている。

夢の鎮痛剤へ

かくも人類を悩ませてきたモルヒネだが、その鎮痛効果が絶大であることに変わりはなく、特に末期がんの激しい痛みを緩和するために欠かせない。禁断症状などを心配して用いたくないというがん患者も少なくないが、この目的で適切に使う限り中毒の心配はないとされる。激痛がある状態では、モルヒネが投与されても痛みを中和するだけで、快楽を感じさせるに至らないためと考えられている。

副作用や習慣性の心配がなく、誰でも使えるモルヒネができれば、これこそはまさに理想の鎮痛剤であり、人類にとって大きな福音となる。その道筋が、最近になってどうやら見え始めた。モルヒネの受容体にはいくつかの種類があり、依存性に関わるもの、鎮痛作用に関与するものなどがあることがわかってきたのだ。理屈の上では、後者のみに作用する薬を創れれば、夢の鎮痛剤にいよいよ手が届くということになる。モルヒネの受容体に関してはまだ未解明の部分も多いが、その先には豊かな可能性が広がっている。

そしてモルヒネの受容体の研究は、人間の心の動きを知り、人間というものを知ることに、間違いなくつながってゆく。人類が数千年にわたって追い求め、その歴史さえも大きく揺り動かしてきた化合物モルヒネは、今後もなお我々の関心を強く引きつける存在であり続けることだろう。

第5章

麻酔薬
痛みとの果てしなき闘い

医学の進歩を妨げてきた手術の激痛

人類はその歴史の始まりから、病苦を鎮める医薬を求めて、涙ぐましいまでの努力を続けてきた。動植物・鉱物から、現代では考えられないような汚物に至るまで、あらゆるものが医薬探索の対象となったことは、すでに述べてきた通りだ。

一方で、外科の方はどうだったのだろうか？　調べてみると、歴史のごく初期から、驚くほど高度な手術が行なわれていたことがわかる。新石器時代の頭蓋骨に、開頭手術の行なわれた形跡が見つかっているし、メソポタミア文明においては、外傷や骨折はもちろん、膿瘍や結石の手術も行なわれていた。青銅のメスや手術用のこぎり、穿孔《せんこう》ドリルなども発見されており、すでに高レベルの医療技術が存在していたことを窺わせる。

古代インドにおいても、専門の医師がヘルニアや痔、骨折処置や抜歯、白内障の手術などをこなしていた。驚くべきは、戦争などで鼻を失った者に対する整形手術までが存在していたことだ。頬の一部を削り、鼻に移植するといった高度な技術が、すでに確立されていたのだ。

ただ、患者にとってこれら手術の難点は、甚だしい苦痛を伴うことであった。ほんの百数十年ほど前まで、外科手術は泣き叫ぶ患者を数人がかりで押さえつけながら行なうものであった。19世紀前半まで、手術室は地下室か、高い塔の最上階に設置されていた。言うまでもなく、患者の悲鳴が外に漏れないための配慮であった。もがき苦しむ患者の絶叫を聞きながら手術を行なうのは、医師にとっても極めて辛いことであった。

患者の苦痛を和らげる、あるいは悲鳴を上げさせないための工夫は、いくつかあった。患者に酒をがぶ飲みさせること、アヘンを投与することの他、催眠術まで用いられたが、これは効き目が全くないこともあった。患者の頸動脈を圧迫し、失神させてから手術を行なったり、もっと端的に頭を硬いもので殴って、気を失わせることも行なわれたらしい。言うまでもなく、いずれも大きな危険を伴い、しかも手術中に患者が目覚めてしまう可能性も大きかった。

手術に伴う痛みのために、どれだけ医学の進歩が妨げられたか、どれほど多くの患者が命を落としたか、計り知れない。死に至らないまでも、手術ができないことは大きく生活の質を落とすことにつながる。

歴史上の人物でいうなら、フランス王ルイ16世がその例に挙げられる。彼は包茎のため性的不能であったといわれ、15歳でマリー＝アントワネットと結婚したものの、子を生《な》すことができなかった。手術を行なおうとしたが、用いられる刃物を見てルイは恐れをなし、治療は先延ばしとなった。ようやく結婚8年目、22歳の時に手術が行なわれたが、この間アントワネットは夫に相手にされない淋しさから、宮廷での贅沢な舞踏会などにのめり込んでいった。ここで起こした数々のスキャンダルが、やがてフランス革命の火種となっていく。無痛で手術を行なうすべがあれば、歴史の流れも多少は変わっていたのかもしれない。

医聖・華岡青洲

というわけで、患者の意識を一時的に失わせ、痛覚を消し去る薬の追求は、古くから行なわれてきた。古代ローマの医師ディオスコリデスは、マンドレーク（マンドラゴラ）の根をワインで煮たものを患者に飲ませ、足の切断などを行なっていたとされる。マンドレークは人間の形をした根を持ち、引き抜くと悲鳴を上げ、これを聞いたものは狂い死ぬとの伝説も残る。実際にこの根には各種のアルカロイドが含まれ、服用すると幻覚や幻聴を引き起こす。使用量によっては、あるいはいくらか麻酔効果を引き出せたのかもしれないが、詳しい処方は残されていない。

後漢末の名医・華陀が、「麻沸散」と呼ばれる麻酔薬を用いていたとの伝承があることは、前章で述べた通りだ。この「麻沸散」の再現に挑んだのが、江戸後期の医師・華岡青洲《はなおかせいしゅう》であった。1760年に紀州名手庄《なてのしょう》（現・和歌山県紀の川市）に生まれ、京都で学んだ彼は、西洋・漢方両医学を身につけ、独自に麻酔薬の研究を進めていく。青洲が着目したのは、チョウセンアサガオ（曼陀羅華《まんだらげ》）という植物であった。ここにトリカブトなど数種の薬草を加え、すりつぶして煎じたものに麻酔効果があることを、彼は動物実験で確認していった。

しかし犬や猫で効果があっても、人間で効くかどうかは全く別の話だ。人体でその効果を試したいが、危険過ぎて実験できないと悩む青洲に、自ら実験台となることを申し出たのが、彼の母・於継《おつぎ》と、妻・加恵《かえ》であった。しかしこの実験で、青洲の母は中毒死し、妻は失明するという大きな悲劇を体験することとなる。この経過は、有吉佐和子の小説『華岡青洲の妻』で詳しく描写されて有名になった（ただしこれはあくまで小説であり、フィクションの要素もかなり織り込まれている）。

こうして家族の、文字通り身を挺した協力のもと、麻酔薬「通仙散《つうせんさん》」は完成した。青洲はこれを用いて、1804年に全身麻酔による乳がん摘出手術を成し遂げ、一躍その名を上げた。確実な記録があるものとしては、これは世界初の快挙であった。

現代の創薬でも、あるジャンルで最初の医薬を創り出すのは、極めて難しい。解答があるかないかわからない数学の問題に取り組むようなもので、このコンセプトで本当に医薬として成立するのか、誰も保証してはくれないからだ。誰かがつけてくれた道を歩むのと、自分で道を切り開いてゴールにたどり着くのとでは、全くレベルが異なる。残念ながら日本の製薬企業には、この「ファースト・イン・クラス」の医薬を創り出す力のあるところは少なく、多くは欧米企業の後追いにとどまるのが現状だ。それを思えば、１５００年以上も前の伝説だけを頼りに、幻ともいえる薬の開発に取り組み、みごと実現させた青洲の執念には、敬服する他はない。

通仙散の主原料であるチョウセンアサガオは、スコポラミン、ヒヨスチアミンなどのアルカロイドを含んでおり、これらは前述のマンドレークにも含まれる。神経伝達物質であるアセチルコリンに構造がやや似ており、その作用を妨害することで、副交感神経を抑制するものと見られる。このため量を過ごせば毒となるが、うまく使えば痛覚を麻痺させる麻酔にもなりうる。

青洲は多数の弟子を育てたが、この通仙散の処方については口外を固く禁じたため、世に広まることはなかった。あるいは、毒性の強い通仙散が、経験の浅い者に濫用される危険を考えてのことだったのだろうか。このため、日本における麻酔薬はこれ以後発展することはなく、アルカロイドによる麻酔というアイディアも廃れていった。そのせいか、欧米の医学史書などでは、通仙散による世界初の麻酔が無視されてしまっているものも多い。日本麻酔科学会は、青洲の業績を記念し、ロゴマークにチョウセンアサガオのデザインを採用している。

誰が麻酔を見つけたか？

華岡青洲が通仙散の開発に取り組んでいたのと同じころ、イギリスではこれと全く異なるアプローチで、麻酔作用を持つ物質が発見されていた。気体の医学的応用の研究に取り組んでいた化学者ハンフリー・デイビーが、亜酸化窒素というガスを自ら吸い込んでみたのだ。これは窒素原子2つと酸素原子1つが結びついた、ちょっと妙な構造の気体だ。その結果デイビーは、酔っ払ったようになり、一時的に意識を失った。

この発見はアメリカにも伝わり、一種の娯楽用ドラッグとして人気を呼んだ。やがて亜酸化窒素を使ったショーが、各地の劇場で行なわれるようになった。これを吸い込んだ者は、あるいは舞台の上で大笑いし、あるいはうろうろ歩きながらお辞儀をして回った。こうした作用があるため、亜酸化窒素は一名「笑気」とも呼ばれる。

1844年、コネチカット州で歯医者を営んでいたホレース・ウェルズは、クーリーという若者と一緒にこのショーを見物に来ていた。クーリーが亜酸化窒素を吸い込んでみたところ、彼は暴れ出し、周りの者と取っ組み合いを始めた。この時彼は足に深い傷を負い、多量の血を流していたのだが、本人は全くそのことに気づかず、ガスが抜けるまで痛みを感じなかった。ウェルズは、ことの重大性に気づく。これを応用すれば、無痛での抜歯が行なえるのではないかと考えたのだ。

ウェルズは、自ら実験台となった。彼は友人の歯科医師に頼み、亜酸化窒素を吸い込んで意識を失った状態のまま、虫歯になった奥歯を抜いてもらったのだ。結果、ウェルズは抜歯の最中にも意識を取り戻すことなく、目覚めてからもしばらく痛みを感じなかった。外科手術の歴史を塗り替える大発見は、こうしてなされたのだ。

といってもこれは、すでにデイビーがずっと以前「亜酸化窒素は外科手術に応用が可能なのではないか」と指摘していたことそのものでもあった。これを実際に試してみる者がいなかったばかりに、40年にもわたって世界の患者たちは、無用な苦しみを受け続けていたことになる。

ウェルズは、この結果を華々しく発表しようと、公開実験を行なうことを選んだ。しかし、結果は無残な失敗であった。ウェルズは緊張していたのか、患者に麻酔が十分回る前に、抜歯を行なってしまったのだった。患者は痛みに絶叫し、ウェルズは轟々《ごうごう》たる非難を浴びて部屋を追い出された。これがきっかけで彼は、歯科医廃業にまで追い込まれることとなる。1848年にウェルズは亡くなるが、これは自殺の可能性が高い。

だがウェルズの最初の実験の2年後、彼の弟子であったウィリアム・モートンが、亜酸化窒素の代わりにエーテルを用いる麻酔手術を実演し、これは見事に成功した。時に１８４６年10月16日、人類が痛みという恐怖から逃れ、外科学に巨大な進歩がもたらされた、記念すべき日であった。

実はこのとき、エーテルを用いるよう勧めたのは、チャールズ・ジャクソンという人物であった。また、クロフォード・ロングという人物も、これ以前にエーテル麻酔による腫瘍除去手術を行なっていたと名乗りを上げる。結局、麻酔技術開発の先取権は四つ巴《どもえ》の争いとなり、大もめにもめることとなった。

同じような時期に同じような発明がなされ、どちらが先であったか争いになるケースは、科学の歴史上何度も起きている。この場合では、亜酸化窒素という物質の発見から数十年という時間を経て、ほぼ同時に麻酔作用の発見に至っているから、ちょっと不思議に思える。数十年のタイムラグは、発見された新しいものが社会に認知され、人体に使うことを受容するまでに要した、不可欠な期間であったのかもしれない。

女王陛下の麻酔薬

この後、新たな麻酔薬としてクロロホルムが登場し、引火性が高く危険なエーテルに取って代わることとなる。クロロホルムは、イギリスのヴィクトリア女王が１８５３年に第

8子レオポルド王子、1857年に第9子ベアトリス王女を出産する際に用い、無痛分娩を行なったことで、世界的に認知を得ることとなった。このあと20世紀前半まで、クロロホルムは吸入麻酔剤として一般的に使用されることとなる。

なお、ドラマなどでクロロホルムを嗅がせて失神させるシーンがよく登場するが、実際には数秒で気を失うようなものではない。多量に吸い込めば意識を失うこともありうるが、クロロホルムは毒性も強いため、死に至らしめてしまう危険も高い。現在では、さらに安全な麻酔薬が登場しており、医療の現場でクロロホルムが麻酔に使われることはない。

ただし麻酔薬は、使用法を一歩間違えれば死に直結するものであることは、今も変わりはない。人の意識を失わせ、時に自発呼吸さえ止めるのだから、扱いが難しいのは当然だ。現代の手術では、手術の刺激が強い時には麻酔を深く、終わりに近づいたら浅くといったように、患者の状態をモニタリングしながら、慎重に微調整を行なう必要がある。医師は免許を取ったら、内科・耳鼻科・皮膚科など何の科を名乗ってもよいが、麻酔科だけは厚生労働省の資格審査に別途合格する必要がある。麻酔科は、高度な特殊技能とセンスを要する専門職なのだ。

麻酔薬プロポフォール
の構造

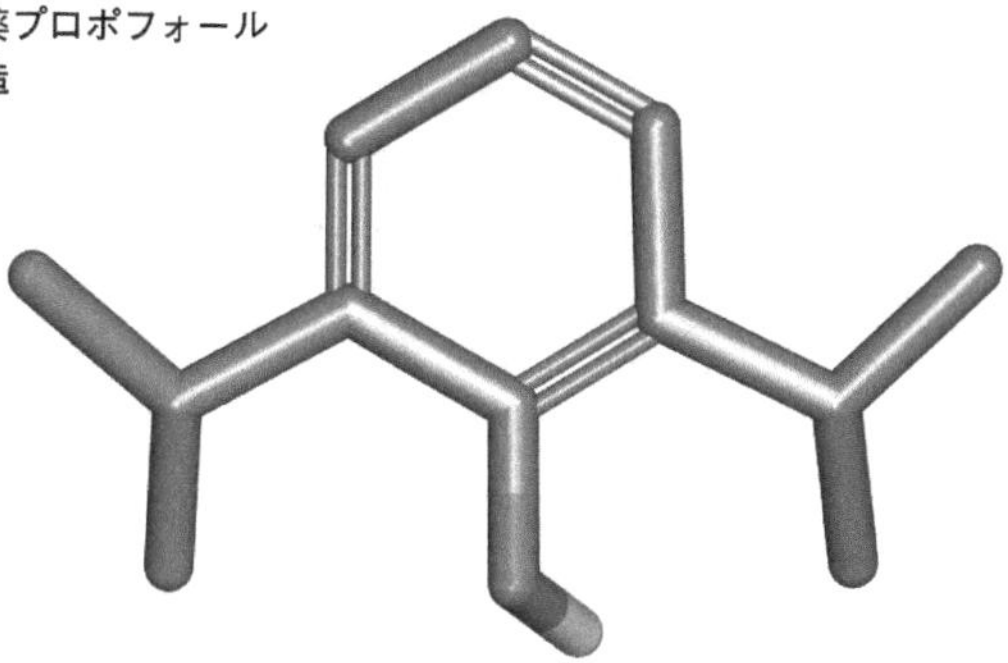

キング・オブ・ポップの死

麻酔をめぐる歴史上最大の事件は何か——と考えていくと、あるいはマイケル・ジャクソンの急死がそれに当たるかもしれない。人類史上最も成功したエンターテイナーと呼ばれた彼は、ロンドン公演を目前に控えた2009年6月25日、突如として世を去った。

伝えられているところによれば、マイケルは当時深刻な不眠症に悩まされており、通常の睡眠薬が効かない状態にあった。スーパースターの十数年ぶりの公演とあれば、そのプレッシャーは全く想像を絶するものであっただろう。そこで彼は、すぐに意識を失う上に目覚めもよい、麻酔薬プロポフォールを専属ドクターに要求していたという。

このプロポフォールは、点滴で静脈に注入するタイプの薬で、「麻酔といえば吸入麻酔」というそれまでの常識を覆してしまったほど、実用的に優れた薬剤だ。ただしこれほど優秀な薬でさえ、麻酔である以上必ず危険は伴う。医師の説明によれば、薬剤の投与後2分ほど目を離したところ、すでにマイケルの呼吸は停止していたという。実のところこの医師は、麻酔の専門医ではなかった。

この件に関しては数々の謎が残り、様々な疑惑が持たれている。「たかが麻酔で死ぬとは不可解だ」として、陰謀説もささやかれているようだ。しかし、麻酔薬は睡眠薬と全く異なるものであり、専門医が細心の注意に基づいて用いるのでなければ、マイケルのような事件につながることは十分にありうるのだ。

未だ解けず、麻酔の謎

現在、日本国内における全身麻酔の実施件数は、年間250万件にも及ぶ。もし麻酔薬がなければ、このうちどれだけの人が落命し、どれだけの人が長い苦痛に悩まされていただろうか。そう考えると、あらゆる医薬のうちで最も人類に貢献しているのは、あるいは麻酔薬なのかもしれない。

今後も、より優れた麻酔薬の研究は、止むことなく続くだろう。問題は、一世紀半にもわたってこれほどまでに広く用いられているにもかかわらず、麻酔の原理が全くわかっていない点だ。メカニズムがわからない以上、その探索は全く手探りにならざるを得ない。

吸入麻酔に使われる化合物の構造は、千差万別だ。先に挙げた亜酸化窒素（N_2O）、エーテル（$C_2H_5OC_2H_5$）、クロロホルム（$CHCl_3$）の他、シクロプロパン（C_3H_6）、ハロタン（$C_2HBrClF_3$）、イソフルラン（$C_3H_2ClF_5O$）、キセノン（Xe）などが麻酔作用を持つことが知られているが、ご覧の通りその分子式には、何の共通性も見出せない。

細胞膜に溶け込んでその流動性を変化させるとか、ＧＡＢＡという神経伝達物質の受容体に作用するなどの説は立てられているが、これらには反論も多く、いまだ決定的な説はないのが現状だ。これだけ数多く行なわれている麻酔の原理が、全く不明というのは実に気持ち悪い話ではあるが、麻酔という一見身近な現象は、多くの研究者の挑戦を今もはね返し続けている。

人間の「意識」は、現代科学にとっても最も解明の進んでいない領域だ。麻酔が人間の意識に直接触れるものである以上、その原理が不可解であるのはむしろ当然なのかもしれない。あるいは麻酔の研究こそが、人の心や意識という、最大の謎に対する鍵を提供してくれることもありえよう。麻酔が人類にもたらした恩恵は巨大なものであったが、その可能性が真に開かれるのは、まだまだこれからなのかもしれない。

第６章

消毒薬
ゼンメルワイスとリスターの物語

「病院」という言葉で思い浮かべるイメージといえば、真っ白な白衣、マスク、鼻を突く消毒薬のにおい、といったところだろう。これらは要するに、衛生管理のために存在する。しかし、病院が真に衛生的な場所になったのは、実のところ思ったほど昔ではない。消毒という考えが発見され、普及し、定着するまでには、長い道のりがあった。

女性の危機

日本人の平均寿命は、女性が86・83歳、男性が80・50歳だという（2014年）。女性は男性より6年ほど長生きする計算であり、この傾向は先進諸国に共通だ。いろいろな要素がからんでいるだろうが、基本的に天から与えられた寿命は、女性の方が男性より数年長いと見てよいだろう。

しかし、たとえば明治期の平均寿命を見てみると、男性が43・97歳、女性が44・85歳（1899〜1903年）で、相対的に女性の寿命は今よりずっと短かった。これは、当時は出産時に大きな生命の危険を伴っていたことが、重大な要因となっている。

20世紀初頭、日本では10万人あたり400人、すなわち250人にひとりの妊産婦が、出産時に亡くなっていた。1950年にはこれが10万人あたり160人となり、現在では10万人あたり3人にまで減少している。一人あたりの生涯出産回数も大きく減ったため、現在では出産時に落命するという話はほとんど聞かなくなった。「産後の肥立ちが悪い」といった言い回しも、ほぼ死語となりつつある。

出産直後に女性が亡くなった原因の多くは、産褥熱《さんじよくねつ》と総称された病気だ。「産褥」は本来、出産の時に使われる寝床のことで、転じて出産直後から母体が回復するまでの期間を指す。産褥熱は、現在では「分娩終了24時間以降、産褥10日以内に2日以上、38℃以上の発熱が続く場合」と定義されている。胎盤の剥離面、出産によって生じた裂傷などから、細菌が入り込むことによって発生する。

患者は、高熱と咳、酷い頭痛、場合によっては再度妊娠したかと思うほどに腹が膨れ、数日間苦しんだ挙句に絶命する。出産という、本来人生で最も素晴らしいはずの瞬間に襲いかかり、愛する者を奪っていくこの病気は、ある意味で他のどんな疾患よりも悲劇的といえる。

伝説によれば、今から二千数百年前、釈迦を産んだ摩耶夫人《まやぶにん》は、出産後7日目にこの世を去った。詳しい医学的な記録などはもちろんないが、産褥熱によるものとする資料は多い。釈迦は憂悶のうちに青年時代を過ごし、厳しい修行の末に悟りを開いたとされる。もし言い伝え通りであるとするなら、母を死に追いやった産褥熱は、釈迦の精神状態に、ひいては仏教という思想の成立にも、大きく影響したことだろう。

この数百年後、紀元前54年のローマでは、かのユリウス・カエサルの娘であったユリアが、やはり出産時に落命している。ユリアは父の方針によって武将グナエウス・ポンペイウスに嫁いだが、20歳以上もの年齢差にもかかわらず、夫婦仲は非常に良好であったといわれる。カエサルとポンペイウスという傑出した両雄の間を、うまく取り持つ役割を果たしたのだから、ユリアも非凡な女性であったのだろう。しかしこのユリアは、生まれた女児共々20代後半の若さで世を去る。

ユリアの死後、カエサルとポンペイウスは徐々に対立を深め、5年後にはついに内戦に突入する（カエサルの「賽は投げられた」の名文句は、この時に発された）。カエサルは内戦に勝利し、行き詰まりつつあった共和制ローマを大改革する道筋を確立する。もしユリアが世に在れば、あるいはローマ史の流れはずいぶん変わっていたのかもしれない。

その他、父の教皇アレクサンデル6世と兄チェーザレ・ボルジアの野望のために、3度も政略結婚の具となったことで知られる、ルネサンスの名花ルクレツィア・ボルジアも、7度目の出産の後に産褥熱で死を迎えた。

イングランド王ヘンリー8世の唯一の王子（後のエドワード6世）を産んだ王妃ジェーン・シーモア、フランスのルイ7世王妃コンスタンス・ド・カスティーユ、一条天皇の皇后藤原定子、ムガル帝国皇妃ムムターズ・マハル（有名なタージ・マハルは、彼女の死を悼んで建てられた）など、出産時に落命した女性は数多い。当時最もよい条件で出産を行なえたはずの、王家の女性たちですらこの有り様だから、一般庶民の状況は推して知るべしであった。

かつては散発的に起きていたこの疾患は、都市化に伴って人が密集して住むようになってから、集団発生するようになる。その最初の事例は、17世紀半ばにパリの病院「オテル・デュー（神の宿）」で起きたものだ。この病院の方針は、あらゆる貧しい女性を受け入れ、別け隔てなく治療を施すという、実に素晴らしいものであった。しかしそれだけに、やってくる患者の数も絶望的なまでに膨大なものとなっていた。

めったに洗濯されることのないシーツにはノミやシラミが大量に棲み着き、ひとつのベッドに数人が寝かされていた。手術はしばしば別室でなく、大量の患者がひしめく部屋で行なわれた。病院で使う水は、パリのあらゆる下水が未処理のまま流れこむ、セーヌ川から直接汲み上げられていた。

これで何か伝染病が起きないほうが不思議なくらいだが、当時は細菌などというものは知られておらず、産褥熱の発生と、この衛生環境を関連付けて考える者はなかった。他の都市でもこうした状態のところは少なくなく、産褥熱は欧米全域に広がる流行病となっていった。流行がピークに達した1772年には、妊産婦の5人にひとりがこの病気によって命を奪われたといわれる。

この状況は19世紀半ばに至るまで、大きく改善されることはなかった。原因は相変わらず不明で、妊婦の遺体から立ち上る瘴気《しょうき》（ミアズマ）によって起こる、分娩時に子宮内に残った組織が腐る、母乳の変質によるなど様々な説が出るものの、決定打はなかった。

手を洗え！

この状況を打破したのは、ウィーン大学総合病院に勤めていたハンガリー出身の医師、イグナーツ・ゼンメルワイスであった。彼が研究にとりかかったのは１８４６年、27歳のころであったとされる。何とか産褥熱を減らしたいと考えた彼の行なったことは、まず手元のデータを詳細に分析することであった。

この病院には、妙な噂があった。教授や学生の勤める第一産科と、主に助産婦が勤める第二産科のうち、前者の方がずっと産褥熱が発生しやすいというものだ。ゼンメルワイスが記録を調べてみたところ、これは事実であった。医学知識に富む教授や学生たちが出産を行なう第一産科は、産褥熱の発生率が第二産科の数倍も高かったのだ。試しに、ゼンメルワイスが第一産科と第二産科のスタッフを全員入れ替えてみたところ、産褥熱は第二産科で発生するようになった。この現象は、今までに考えられてきたどんな原因でも、説明できるものではなかった。

そんなある日、ゼンメルワイスの同僚の医師が、手術中の事故によって死亡する。この同僚は、産褥熱で亡くなった妊産婦の検死を行なう際、誤ってメスで自分の手を切ってしまったのだ。彼が死に至るまでの経過は、これまでに見てきた産褥熱の患者たちと全く同じであった。つまり、産褥熱によって死んだ女性の遺体から、何らかの感染性物質が医師の手に付着し、これが次の妊産婦にうつされて病気が起きる——と考えられたのだ。助産婦たちの働く産科で産褥熱の発生率が低いのは、彼女らは解剖を行なわないため、感染性物質をうつすことがないと考えれば説明がつく。自分たち医師こそが、産褥熱の運び手であったという発見は、ゼンメルワイスを愕然とさせた。

そこでゼンメルワイスは、解剖を終えた後は石鹼で手を洗い、さらに塩素水に手を浸してブラシでこするという手段を考案する。爪の間に病毒が入ることを避けるために、爪をできるだけ短く切り、これもブラシでよく洗った。自分の学生などにも同様に洗浄することを命じ、反抗する者は怒鳴りつけてこれに従わせた。

効果はてきめんであった。手洗いを開始してから数ヵ月で、12％であった第一産科の死亡率は、3％にまで低下した。さらに、下着や医療器具なども消毒することを徹底したところ、死亡率は0・5％以下にまで激減した（死亡率は文献によって多少相違あり）。医学史上稀なほどの、極めて明快な勝利であった。彼の創案した手洗いの方法は、基本的にそのまま現代の医師たちにも受け継がれている。

「病理学の法王」の裁き

しかし、この画期的な発見は、当時の学会には快く受け入れられなかった。中でも、「病理学の法王」とまで呼ばれた、ドイツ医学界の権威ルドルフ・ウィルヒョウ教授は、頭ごなしにゼンメルワイス説を攻撃し、完全に否定してのけた。ウィルヒョウは、産褥熱が「瘴気」によって起こるという説を唱えており、駆け出しの若造であるゼンメルワイスの説を認めることなど、彼のプライドにかけてできることではなかった。

だが、何人かの心ある医師はゼンメルワイスの勧める手洗い法を試し、これによって産褥熱が激減することを知る。中には、今まで自分が多くの女性を死に追いやっていたことに衝撃を受け、自殺する者まで現れた。

しかし、多くの医師たちは、自分たちが殺人者であったと認めることに耐えられず、ゼンメルワイス説を激しく攻撃する側に回った。さらに、ゼンメルワイスの上司であったクライン教授も、おそらくは保身のために感染説を攻撃し、ついにゼンメルワイスはウィーン大学総合病院から追い出されてしまった。

ゼンメルワイスは失意のうちに故郷ハンガリーに帰り、消毒法の普及に努める。しかし長い闘いに疲れ果てたためか、彼は精神疾患を発して入院した。最後は、暴れる彼を取り押さえようとした施設の職員に殴られ、それが元で絶命したといわれる。時に1865年、日本では幕末の動乱期に当たる時期の出来事であった。人類と感染症の闘いに大きく貢献した人物としては、あまりに恵まれぬ生涯であり、悲しすぎる死であった。

この後、医療現場の衛生環境が本当に改善されてゆくには、かのフローレンス・ナイチンゲールの活躍を待つ必要があった。彼女もまた、統計資料を元に状況分析を的確に行ない、実りのある改革を実現したことで知られる。いつの時代も、世界を変えるのは正確なデータと、それに裏打ちされた意志の力だ。

ミスター消毒

傷口からの細菌感染は、何も出産の時だけに起こることではない。外科手術の際にも傷口が化膿して発熱することは多く、これは「手術熱」と呼ばれて19世紀の外科医たちを悩ませた。四肢を切断した患者の死亡率が80％に達した病院さえ存在したし、ちょっとした虫垂炎の手術でさえ、命取りになることは少なくなかった。

この問題に取り組んだのが、イギリスの外科医ジョゼフ・リスターであった。彼は、単純な骨折なら固定さえしておけば自然に治癒するのに対し、骨が皮膚を突き破ってしまった「開放骨折」では、極めて予後が悪いのを目の当たりにしていた。明らかに、傷口が外気に触れることが、何らかの悪影響を及ぼしていると考えられた。

リスターはこれを、フランスのパスツールの学説と結びつけた。パスツールは、空気中に放置した肉汁がすぐ腐ってしまうのに対し、加熱した後に雑菌が侵入しないように保てば、肉汁は腐敗しないことを見出したのだ。

では、傷口から雑菌が入らないようにするにはどうすればよいか？　この問題を考え続けていたリスターは、ふと見かけた新聞記事に目を奪われた。下水の悪臭に耐えかねた住民たちが様々な対策を試し、コールタールを蒸留して得られるクレオソート油に効果があったという記事であった。下水の腐敗を止める成分がクレオソート油に含まれているなら、これは患者の傷口が腐ることも食い止めるのではないか？　リスターは、コールタールの成分である化学物質をいろいろと試し、フェノールという化合物にたどり着く。ベンゼン環（いわゆる「亀の甲」）にヒドロキ

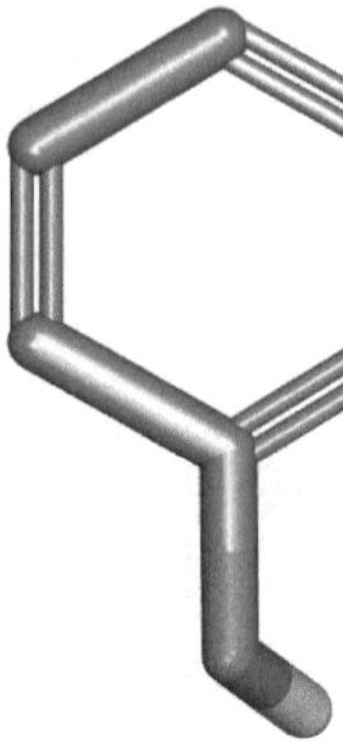

フェノールの構造

シ基がひとつついただけの、単純な化合物であった。

記録が確かであれば、ゼンメルワイスの死の前日に当たる1865年8月12日、リスターは馬車の事故で脚の骨を折った少年の手術に、初めてフェノール消毒を適用した。折れた骨とその周辺をフェノールに浸した布で拭き、やはりフェノールに浸けたリンネルで傷口を包んだ。結果、少年は発熱することさえなく、見事に完治した。リスターはこの後も何例かの手術にフェノール消毒を適用し、大きな成果を挙げてゆく。さらにリスターは、手術室にフェノール溶液を噴霧し、無菌状態で手術を行なう方法をも案出した。

当初、細菌などという目に見えないものは信じないという医師も少なくなかったが、成功例の積み重ねはそんな声をかき消してゆく。細菌学の進展も、これを後押しした。やがてリスターは、ヴィクトリア女王の膿瘍手術に立ち会い、エドワード7世の盲腸手術の執刀医に指名されるまでになる。王立協会の会長にも選出され、医師として初めて男爵位を受けることにもなった。ゼンメルワイスとは正反対に、リスターは手術感染症を追放した英雄として、栄誉に包まれた生涯を送ったのだ。

リスターの名は今も消毒のイメージと強く結びついており、たとえば口腔消毒剤の「リステリン」という商品名は、リスターの名にちなんだものだ（ただしリステリンには、フェノールは含有されていない）。

その後、毒性のあるフェノールは他の化合物に置き換えられてゆき、現代では用いられることはない。鼻をツンと突くような、いわゆる病院の消毒のにおいは、フェノールに近い構造を持ったクレゾールという薬品によるものだが、これも最近は使用が減っている。

とはいえ「消毒」という観念はしっかりと人々の心に根付き、医療現場の衛生状態も比較にならぬほど改善された。今や抗菌グッズは世に溢れ返り、人々の清潔志向はやや過剰といえるところまで来ている。消毒の普及に生涯をかけたゼンメルワイスやリスターは、天国からこの状況をどのような目で見守っているであろうか。

消毒術は、感染症に対する大きな一歩であったが、体内に入り込んだ細菌を退治するわけにはいかなかった。フェノールは傷口の消毒にはよくても、口から飲めば細菌より先に人体の細胞がダメージを受けてしまう。体内に巣食った病原菌との闘いに勝利するまでには、さらに数十年の時間が必要であった。

第7章

サルバルサン
不治の性病「梅毒」の救世主

死病降臨

感染症の恐ろしさと、その歴史に与えた影響の大きさは、すでに本書でも何度か触れてきた通りだ。ペスト、天然痘、コレラ、インフルエンザなど、もしこの病気が存在しなかったら、現在の世界は大きく違っていただろうと思える疾患はいくつもある。

梅毒もまた、世界史を揺るがした感染症のひとつに数えられるだろう。この病気の原因となるのは、梅毒トレポネーマと呼ばれるらせん状の細菌だ。これは主に性行為によって、微細な傷口から体内に侵入する。

症状の進行は4期に分けられる。まず陰部や口腔周辺に硬いしこりができるのが第1期だ。次いで全身のリンパ節が腫れ、全身に発疹が現れるのが第2期で、感染して3年後くらいまでの時期を指す。第3期には、顔や骨、筋肉、内臓などにゴム状のこぶができ、鼻が欠損するなどの重い症状が現れる。10年以上を経過した第4期には、脳や神経が冒されて麻痺性認知症などを起こし、最終的に死に至る。

この病気が世界史に忽然と現れるのは、15世紀末のことだ。もともとアメリカ大陸にあった病気を、コロンブスの艦隊がヨーロッパに持ち帰ったという哲学者ヴォルテールの唱えた説が有力だが、確証はない。すでにヨーロッパに存在していた病原菌が、何らかのきっかけでアウトブレイクしたか、害の低かった細菌が変異を起こし、高い病原性を獲得したという主張もある。

しかし少なくとも、15世紀以前のユーラシア大陸において、梅毒らしき病気が流行したという確かな記録はない。またこの時期以前のヨーロッパでもアジアでも、梅毒による病変のある人骨は見つかっておらず、南北アメリカ大陸ではあちこちで見つかっている。これらの情況証拠を見る限り、コロンブス艦隊の隊員がアメリカ大陸で感染したか、彼らがヨーロッパに連れ帰った奴隷に保菌者がいたと考えるのが、やはり自然かと思える。

この病気の流行が初めて記録されるのは、1494年から翌年にかけて、フランスのシャルル8世がナポリを包囲した際のことであった。おそらくは兵士を相手にしていた売春婦たちを介して感染が拡大し、両軍で多数の患者が発生したのだ。両陣営はいずれも病気を相手のせいと考え、フランス側は「ナポリ病」、ナポリ側は「フランス病」と呼んで忌み嫌ったという。

多くの兵士を失ったシャルルはイタリア攻略を放棄し、多大な損害を出しつつフランスへ逃げ戻る。フランス陣営にいた傭兵たちは、フランス、イギリス、ドイツ、スイス、ポーランド、ハンガリーなど彼らの故国に戻って行き、この恐るべき感染症をヨーロッパ全域に撒き散らした。梅毒は、ロシアで「ポーランド病」、ポーランドで「ドイツ病」、オランダで「スペイン病」、イギリスとイタリアでは「フランス病」と呼ばれたという。正体不明の不気味な病気を、他国のせいと思いたがったのは、どこの国も同じであったらしい。

拡散のきっかけを作ったシャルル8世自身も梅毒に感染した。フランス王フランソワ1世、イングランド王ヘンリー8世といった著名な王たちは、梅毒が原因で世を去ったとされる。一般市民にも流行は拡大し、一時期ではパリ市民の3分の1が梅毒に感染していたというから、性病というものの恐ろしさは計り知れない。

梅毒は、文化の面にも大きな影響を及ぼした。たとえば、ヨーロッパにおけるカツラの着用は、梅毒で髪の毛が抜け落ちるのを隠すために始まったといわれる。また梅毒の蔓延は、ルネサンス時代の野放図な性交渉を嫌悪する空気を生み、ピューリタニズムの勃興を呼んだ。これはやがてイギリスに革命をもたらし、アメリカの建国につながっていくのだから、梅毒が世界史の流れに与えた影響は甚大であった。

猛スピードで日本上陸

梅毒の流行は、ヨーロッパだけにとどまらなかった。1498年には、ヴァスコ・ダ・ガマの艦隊がアフリカ南端を回ってインドに到達する快挙を成し遂げるが、この隊員にも梅毒患者が混じっていた。同年にはさっそくインドで梅毒がアウトブレイク、マレー半島を経て1500年には中国の広東へ達した。この病気によって生ずる瘡《かさ》が、ヤマモモ（楊《よう》梅《ばい》）の実に似ていたため、中国では「楊梅瘡」の名がついた。日本語の「梅毒」という病名は、これが変化してできたものといわれる。

梅毒は徐々に北上して、1510年には首都北京へ達した。こうなると日本だけが流行に無縁でいられるはずもなく、1512年には関西に梅毒が上陸、翌年には関東にも広がり、身分の上下を問わず激烈な流行を見た。交通手段が全く未発達であった時代背景を思えば、その拡大速度は驚異以外の何物でもない。種子島に鉄砲が持ち込まれたのが1543年、キリスト教の伝来が1549年であるから、文明の利器も神の教えも、梅毒トレポネーマには30年以上の後れを取ったわけだ。

時に戦国時代であった日本では、加藤清正・黒田如水・前田利長・浅野幸長《よしなが》など錚々《そうそう》たる面々が、梅毒に感染したと見られている。若い時から秀吉麾下《きか》で数々の武勲を立て、絶大な信頼を得た猛将・大谷吉継も、その中の一人だ（ただし、梅毒ではなくハンセン病であったなどの異説もある）。秀吉をして「吉継に100万の軍勢を与え、存分に指揮を執らせてみたい」と言わしめたというから、その評価の高さがわかる。しかし吉継は、梅毒のために面貌が崩れ、白い布で顔を隠して生活せざるを得なくなっていた。

その吉継の刎頸《ふんけい》の友であったのが、石田三成であった。ある茶会で、武将たちが茶を回し飲みしていた際、吉継の顔から膿が茶碗に垂れてしまい、誰もがそれを飲むのを嫌がったが、三成はこれをためらいなく飲み干した。二人の友情の深さを示すエピソードとして有名だ。

関ヶ原の合戦においては、吉継は病が悪化する中で、盟友石田三成の誘いによって参陣した。彼は西軍の柱として奮戦するも、小早川秀秋の裏切りによって敗走、自害する。大谷の死は味方全体を動揺させ、西軍総崩れのきっかけともなった。

一方、東軍の総大将・徳川家康は、梅毒感染を恐れて、遊女のたぐいは一切近づけぬよう、普段から気を配っていたといわれる。あるいは天下分け目の決戦の帰趨《きすう》は、こんなところで決まっていたのかもしれない。

家康は極端なほどに健康に気を配り、当時としては異例の75年という長命を保った。彼は江戸幕府の制度を確立し、豊臣家の滅亡を見届けるなど、晩年まで精力的に働き、長い人生を余すところなく使い切って亡くなった。命知らずの英雄豪傑が闊歩した戦国の世に幕を引いたのが、この健康マニアの慎重居士であったというのが、歴史の面白いところであろうか。

この後も梅毒は、遊郭などを通じて広がり、庶民の間に蔓延していった。杉田玄白などは「患者が1000人いれば、700〜800人は梅毒であった」と記している。よく江戸が死の街にならなかったものだと思ってしまうが、このころの梅毒は流行当初に比べ、症状が比較的軽くなっていたらしい。この弱毒化は、多くの感染症に見られる現象だ。あまりに死亡率が高いと、感染を広げる前に患者が死んでしまうし、人間も警戒を強めてしまう。このため、病原菌は人類と共存できるように、徐々に症状が軽くなるという進化が起こるようだ。

とはいえ、梅毒が恐るべき病気であることに変わりはなかった。近代日本では、思想家の大川周明の事例が有名だ。彼は日本主義を唱え、太平洋戦争を精神的に主導したとして、民間人としては唯一A級戦犯の指名を受けたことで知られる。しかし彼はこの時すでに梅毒による精神異常を来しており、東京裁判の法廷で東條英機の頭を後ろからはたくという奇行を演じた。この時の映像は今も残っており、人間の肉体のみならず精神までをも破壊する、梅毒という病気の恐ろしさに戦慄させられる。

危険な梅毒治療法

この梅毒の有効な治療法を求めて、古くから様々な手段が試された。たとえば、中米原産の癒瘡木《ゆそうぼく》の樹脂は梅毒に効果があるとされ、大いに珍重された。現代科学の目で見ると、この樹脂には大した薬効成分は見当たらず、せいぜい成分由来のグアイアズレンに、多少の抗炎症効果があるかという程度だ。にもかかわらず癒瘡木は大量に取り引きされ、輸入業者に大きな富をもたらした。現在まで続くドイツの富豪・フッガー家もそのひとつで、後に教皇位や、神聖ローマ帝国の帝位まで左右したほどの財力の一部は、癒瘡木によって築かれたものだ。

また、水銀による梅毒治療法も行なわれたことは、第1章でも述べた通りだ。一般に重金属には殺菌作用があるから、この方法にもなにがしかの効果はあったかもしれないが、いかんせん水銀の毒性は強すぎた。患者たちは、あるいは水銀の軟膏を塗られ、あるいは水銀蒸気を吸い込ませられ、心不全、脱水、窒息などによって息絶える者が相次いだ。何とか生き延びたとしても、肝臓や腎臓の障害、貧血などの副作用が待っていた。

20世紀に入っても、これは本当かと思うような危険な治療法が登場している。オーストリア出身の医師ユリウス・ワーグナー＝ヤウレックは、麻痺性認知症の症状を呈した梅毒患者に対し、わざとマラリアを感染させるという手段を編み出した。梅毒トレポネーマは熱に弱いため、マラリアで高熱を出させることによって退治しようという手段であった。荒療治にも程があると思えるが、驚いたことに彼はこの治療法の開発によって、１９２７年のノーベル生理学・医学賞を受賞している。末期に入った梅毒には他に治療法がなかったため、マラリア療法は座して死を待つよりも、よほどましな選択肢であったのだ。

「創薬」を創った男

19世紀後半の医学・生物学界は、細菌狩りの時代であったといってよい。目には見えないほど小さな微生物たちで世界は満たされており、彼らが発酵や腐敗といった現象を司っているという発見は、当時の人々にとって世界観が一変するほどの衝撃であった。

やがてパスツール、コッホなどの科学者の努力により、細菌が体内に入り込み、増殖することが、多くの病気の原因であると証明される。数百万年にわたって、人々を苦しめてきた多くの感染症の尻尾を、ついに人類は捉えることに成功したのだ。

敵の正体さえわかれば、それを駆逐することはずっと容易になる。イギリスの医師リスターが、フェノールによる殺菌法を発見し、外科手術が安全に行なえるようになったことは前章で述べた通りだ。ただしフェノールは、体内に巣食ってしまった病原菌には使えない。フェノールは細菌のみならず、人体の細胞をも破壊してしまうからだ。感染症を治すためには、人体に影響を与えず、細菌だけを攻撃する物質を発見する必要があった。だが、そんな都合のよいものが、果たして存在するのだろうか？

ここでドイツの医学者パウル・エールリッヒが登場する。彼は学生時代から化学にも興味を持ち、特に染料に魅せられていた。ベルリン大学の研究所で、エールリッヒは生物の組織を染める実験に朝から晩まで熱中し、その実験台は極彩色に彩られていた。ある日彼は、いつものように結核患者の病理組織を染色する実験を行なっていた。あまりに多数の標本を作り過ぎたために置き場がなくなり、彼はやむなく標本のひとつをストーブの上に置いて帰宅した。

翌朝エールリッヒが出勤してきたところ、なんと大学の職員が、標本を載せたままストーブに火を入れていた。あわてて標本を取り上げ、異常がないか顕微鏡で観察したところ、なんと結核菌のみが鮮やかに染色されていた。加熱によって菌の表面に染料が結合し、格段にその姿が見やすくなっていたのだ。これは結核の診断を容易にする大発見で、師のロベルト・コッホもこれを激賞したほどであった。

しかし、エールリッヒの着想はさらに一段飛躍した。人体の細胞に結合せず、細菌のみに結合する染料があるのならば、細菌のみを破壊する化合物もあってよいはずだ、と彼は考えたのだ。さらにエールリッヒには、研究を手助けしてくれる強力な味方がいた。彼には、ビアホールで偶然知り合った染料会社勤務の友人がおり、ここから実験に用いる染料のサンプルを分けてもらえる上、このような化合物がほしいと言えば、オーダーメイドで合成してもらう約束までを取り付けていた。このバックアップ態勢が、後にものをいうことになる。

さらにエールリッヒのもとに、志賀潔という素晴らしい相棒が加わった。日本から留学してきた彼は、20代半ばにしてすでに、赤痢菌発見という大きな実績を挙げていた。彼らが狙ったのは、トリパノゾーマという原虫が引き起こす難病、アフリカ睡眠病であった。この病気はアフリカの奥地に蔓延し、ヨーロッパ人の入植を阻んでいた。志賀は、トリパノゾーマに感染させた実験動物に染料化合物を注射し、状態を確認するという実験を辛抱強く繰り返したが、なかなか成果は得られなかった。

光が見えたのは、2年が経過してからであった。エールリッヒが、染料分子の体内での拡散を容易にするため、水溶性の原子団を取り付けてはどうかと提案したのだ。この設計図通りに作られた赤い化合物を投与してみたところ、実験用マウスの眼や耳が赤く色づいた。全身に、染料が回った証拠であった。そしてこのマウスは、睡眠病を発症することなく生き延びた。エールリッヒは狂喜し、この化合物を「トリパンロート」と名づけ、恐るべき睡眠病の治療薬として世界へ向けて公表したのだ。時に1904年のことであった。

しかしトリパンロートは、残念ながら特定の種のトリパノゾーマにしか効かず、人間に対しては無効であった。とはいえエールリッヒにとって、トリパンロートの発見は、重要な前進であった。高等動物の細胞には作用せず、細菌のみを攻撃するという彼のコンセプト自体は、正しいことが証明されたからだ。研究は、今歩いている道が正しい方向に向かっているのか、ゴールは本当にあるのか、わからない時が一番苦しい。この先に向かいさえすれば、ゴールは必ずあると信じられれば、道のりはどんなに遠くとも歩き続けられるものなのだ。

化合物に薬効があるか順次試し、よさそうなものが見つかれば、仮説に基づいて改良化合物を設計・合成することを繰り返し、理想の化合物に近づけていく——この流れは、現代の製薬企業で日常的に行なわれている研究と全く同じだ。近代的な創薬研究のスタイルを確立したエールリッヒと志賀の業績は、永遠に記念されるべきものだろう。

「救世主」の誕生

志賀が帰国した後、エールリッヒのもとには、秦佐八郎《はたさはちろう》という名のもう一人の日本人留学生が加わる。該博《がいはく》な知識と卓越した実験技術、そして驚嘆すべき粘り強さを備えた秦に、エールリッヒは深い信頼を寄せる。そしてこの少し前、梅毒の病原体が発見され、その培養法が報告されていた。エールリッヒたちは、数百年にわたって人類を悩ませてきたこの病気にターゲットを絞る。

エールリッヒは秦に命じ、今まで作ってきた化合物を片端から、今度は梅毒で試験させ

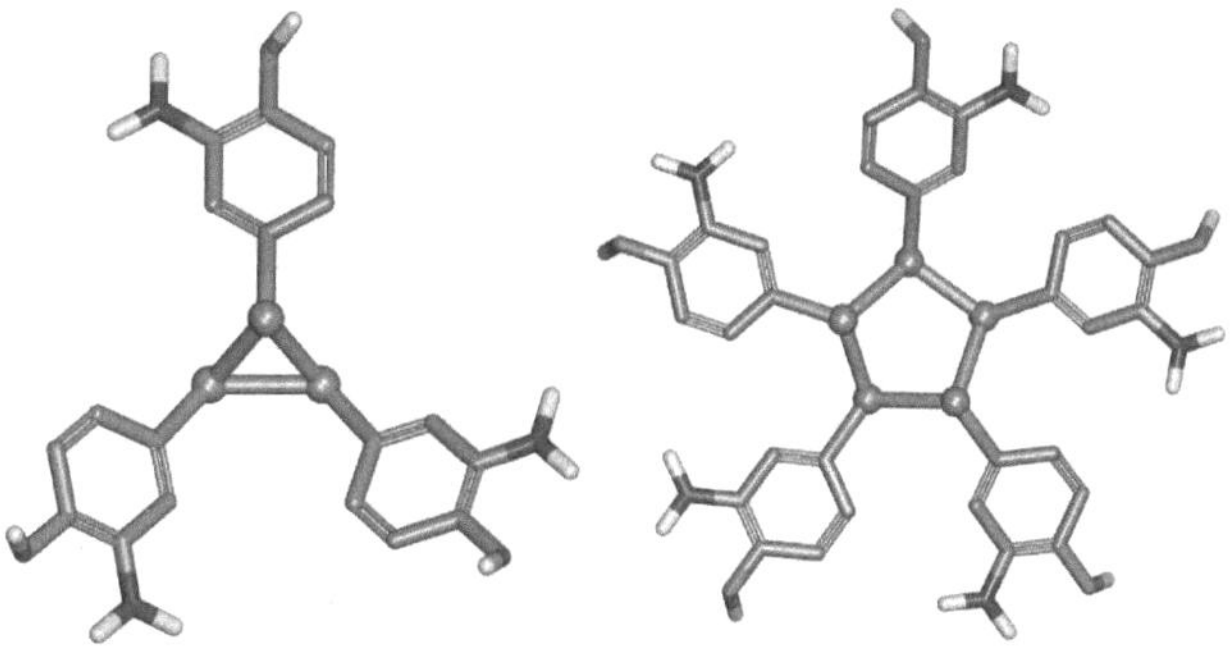

サルバルサンの構造は、長い間誤った式で表されてきたが、
2005年に上記の2つの化合物の混合物であると訂正された

た。辛抱強く実験を繰り返した秦は、606番目の化合物でついに当たりを引く。ヒ素を含んだこの化合物は、実験用のウサギの血液から、一夜にして梅毒病原体を一掃していた。一月ほどすると、梅毒による潰瘍も完治し、ウサギは見事に元気を取り戻す。臨床試験が行なわれ、人体に対しても有効であることが立証された。

この606番化合物は、ラテン語の「救う」「救世主」を意味する言葉と、「ヒ素」を表す言葉を合成し、「サルバルサン」と名づけられた。1910年、サルバルサンはヘキスト社（現サノフィ）から発売され、文字通りに多くの梅毒患者を死の淵から救い出すことになる。梅毒が世界を席巻してから400年、ついに人類はこれに対抗しうる武器を手にしたのだ。ヒ素化合物であるサルバルサンは、それなりの毒性もあってとても万能とはいえなかったが、危険極まりない水銀治療に比べれば、比較にならないほどの進歩であった。

またサルバルサンの登場は、他の多くの細菌感染症に対しても、同様な治療薬の開発が可能であることを示していた。疑いもなく化学療法の時代を切り拓いた歴史的研究であり、そこに二人の日本人が関わっていたことは、もっと知られてもよい事実であろう。

しかし、サルバルサンが「救世主」でいられた期間は短かった。道がいったん拓かれると進歩は速く、さらに優れた薬剤が続々と登場してきたのだ。これら薬剤のもたらした革命については、次章以降で述べてゆこう。

第８章

サルファ剤
道を切り拓いた「赤い奇跡」

未曾有の大戦

今からほぼ一世紀100年前の1914年6月28日、サラエボの街角を走る一台の自動車が、曲がるべき角をひとつ間違えたことが、全ての発端であった。その場に居合わせた19歳のセルビア人学生ガヴリロ・プリンツィプは、偶然に現れた車上の二人が誰であるかを悟ると、駆け寄って素早く彼らに一発ずつの銃弾を浴びせた。それぞれ首と腹を撃ち抜かれた二人は、数十分後に息を引き取る。犠牲となったのは、オーストリア゠ハンガリー帝国の皇位継承者フランツ・フェルディナント大公と、その妻ゾフィーであった。

ここから事態は、予想もつかない速度で拡大する。皇位継承者を失ったオーストリアは、報復としてセルビアに宣戦布告。セルビアの後ろ盾であったロシア帝国が支援を約束すると、ドイツ、フランス、イギリスが玉突き式に参戦を発表する。この後日本やアメリカもここに参戦し、戦争は世界を覆う規模へと拡大していった。サラエボでの車のちょっとした迷い道は、人類に未曾有の惨禍をもたらすこととなったのだ。

この戦争――すなわち第一次世界大戦では、化学兵器や戦車などの最新兵器が投入されたため、それまでの戦争と比べて人的被害が桁違いに甚大なものとなった。研究者によって数値は異なるが、戦死者の数は両陣営合わせて1000万人を下らないと見られる。

戦場の見えない死神

第一次世界大戦での戦闘における死者数に関して、見逃されがちな数字がある。傷口からの感染症で死亡した者が、砲弾などで直接傷を受けて亡くなった兵士と、ほぼ同数に上ったのだ。

もともと、戦場に感染症はつきものであった。疲労で体力が低下し、激しいストレスにさらされた兵士が、不衛生な環境に密集して置かれるのだから、感染症が蔓延しない方が不思議なくらいだ。

戦場における感染症の最も古い記録は、「まえがき」でも触れた紀元前431年に始まったペロポネソス戦争における「アテナイの病気」の流行だ。籠城戦術でスパルタに対抗していたアテナイの街を感染症が襲い、人口の3分の1が失われるほどの被害をもたらしたのだ。古代屈指の政治家であったペリクレスもこの病気で落命し、アテナイは降伏を余儀なくされた。この病気は、かつてはペストと考えられていたが、近年の研究では天然痘または発疹チフスの可能性が高いとされる。

全盛期にあったローマ帝国は、パルティア戦争（162〜165年）において、敵国の首都を陥落させておきながら、天然痘と見られる病気の発生で撤退を強いられた。フランス皇帝ナポレオン1世も、ロシア戦役（1812年）において酷寒と飢え、そして発疹チフスなどに見舞われ、60万人以上の遠征軍がほぼ全滅するという憂き目を見ている。この他にも、病の発生が戦争の行方を左右した例は、世界史上いくつも知られている。

塹壕戦の悲劇

時代が変われば戦場の様子も変わり、それにつれて発生する病気も変わってゆく。第一次世界大戦で用いられた兵器は、それまでの戦争に比べて、量的にも質的にも大きな変化があった。銃の射程距離の延長、機関銃や大砲などの大量投入により、両陣営とも敵陣に近づくことが困難になったのだ。自然、兵士たちは塹壕を掘って立てこもる他なくなった。ヨーロッパを横断する長大な塹壕のラインが築かれ、当初半年程度で終わると思われた戦争は、膠着状態に陥った。

湿気が多く、不衛生な塹壕は、あらゆる病原菌の温床であった。赤痢・発疹チフス・コレラなどの他、シラミが媒介するQ熱（塹壕熱）なども、兵士たちの間に蔓延した。戦闘が開始されれば、雨あられと飛んでくる砲弾によって兵士たちは傷つき、そこに土砂をかぶる。これもまた、恐るべき感染症の原因となった。土壌中には嫌気性細菌と呼ばれる、空気のない環境でのみ生きられる細菌がおり、これが傷口から入り込むのだ。

こうした感染症としては破傷風が有名だが、第一次世界大戦の戦場において、最も問題となったのはガス壊疽《えそ》であった。これは、クロストリジウム属と呼ばれる細菌が傷口から入り込み、繁殖することによって起きる。壊疽菌が放出するガスが皮下にたまり、特徴的な悪臭を発するというものだ。治療法はといえば、壊疽を起こした場所を切断する他はなかった。野戦病院で行なわれたその手術自体も、甚だしい苦痛と危険を伴うものであったことはいうまでもない。

さらに大戦末期には、史上最大の感染症・スペイン風邪が世界を襲った。これは記録にある最初の、そして最悪のインフルエンザ大流行として知られる。この病気は１９１８年春にアメリカで発生し、流行の波は1年半かけて世界を2周した。当時の世界人口約18億人のうち6億人が感染、５０００万人が犠牲になったとされる（数字はいずれも推定、諸説あり）。スペイン風邪による死者数は第一次世界大戦のそれをはるかに超え、戦争終結を早める要因となったといわれる。

「魔法の弾丸」を求めて

このようなわけで、戦中から戦後にかけて、感染症対策のニーズはそれまで以上に高まった。19世紀に登場した消毒薬が、ずいぶんと改善をもたらしてはいたが、すでに体内で増殖してしまった細菌に対しては無力であった。

20世紀初頭、梅毒の病原体に効果を示すサルバルサンがエールリッヒと秦らによって開発され、感染症の化学療法の道を切り拓いたことはすでに述べた通りだ。これに刺激され、多くの研究者が各種の細菌に有効な化合物を探索し始めた。しかし、それらの試みはほとんど実を結ばなかった。あるものは、試験管内では有効でも、生体内では効果がなかった。またあるものは効率よく病原菌を殺したが、実験動物にも強い悪影響を与えた。

エールリッヒ自身も、サルバルサンに続く薬を生み出すべく、精力的に研究に取り組んだ。しかし彼が61歳で亡くなるまでに試験した化合物は、全て失敗に終わっている。唯一の成功例であったサルバルサンも、その副作用の強さから激しい非難を受けた。ここで受けたストレスが、彼の命を縮めたともいわれている。

１９２０年代半ばになると、化学物質によって感染症を治療しようというアプローチそのものに、悲観的な見方が広がっていた。いくつかの治療薬は現れていたが、熱帯性の原虫感染症以外に対して、十分な効果のあるものはなかった。コレラ、ペスト、赤痢など、人類を悩ませてきた細菌感染症に対して、化学療法は相変わらず無力であったのだ。化学物質という武器では細菌は倒せないと見切りをつけ、研究から撤退してしまう者も少なくなかった。

この望み薄と思われた領域に敢然と挑み、巨大な資金と人員を投入しようとする者がいた。ドイツの巨大化学コンツェルンであるI《イー》・G《ゲー》・ファルベンで医薬品研究部門のトップを務める、ハインリッヒ・ヘルラインがその男であった。

真に有効な医薬を創り出すため、ヘルラインは優れた病理学者を必要としていた。関連分野の論文を読みあさり、彼が白羽の矢を立てたのは、まだ30代前半の若手研究者であったゲルハルト・ドーマクであった。地方の大学で、研究資金不足にあえいでいた彼は、一も二もなくヘルラインの誘いに飛びつく。こうして1927年、ドーマクの才能と世界最高の研究環境が結びつくこととなった。

ドーマクは若い頃にウクライナの戦場で衛生兵を務めており、ガス壊疽による悲惨な状況を何度も目の当たりにしていた。多くの仲間の生命や手足を奪ったこの細菌感染症と、生涯かけて闘うことを、彼は決意していた。

ドーマクは彼のために建てられた建物に陣取り、研究体制を整えていった。試験すべき化合物を合成するチーム、各種の病原菌に対する効果を調べるチーム、実験動物の体内でどのような反応が起きたかを調べるチームなどが組まれ、整然と動くシステムが組み上げられた。エールリッヒと秦が創薬の原型を作ったとするなら、ドーマクは初めて近代的な創薬システムを整備したといえよう。

彼らはいかにもドイツ人らしく、精力的に働いた。実験動物の臓器を薄くスライスし、染色して感染部位を確かめる「病理組織検査」に関しては、決して他人任せにすることなくドーマク自身が実験に当たった。しかしプロジェクト開始から4年を経ても、光は見えてこなかった。

サルファ剤の誕生

ようやく鉱脈が見つかってきたのは、1931年の夏であった。ドイツ化学工業の隆盛を支えてきた染料化合物には、アゾ化合物と呼ばれる一群の化合物がある。これらは、2つの窒素原子を、2つのベンゼン環が挟むように結合した化合物であった。このベンゼン環に、様々なパーツを結合させたものを試すうち、今までにないほど有効なものが見つかってきたのだ。そのうちいくつかは、感染させた実験動物の命を延ばすばかりでなく、完全に回復させるものさえあった。

しかし、チームの喜びは長くは続かなかった。試験結果が、どうにも安定しなかったのだ。少し構造を変えただけで全く効き目が変わってしまうし、同じものを作って再試験しても、元の結果が再現できないこともしばしばだった。すでに約3000もの化合物を試験してきており、局面を打開する新たな化合物を合成しようにも、もはや新規の発想は尽

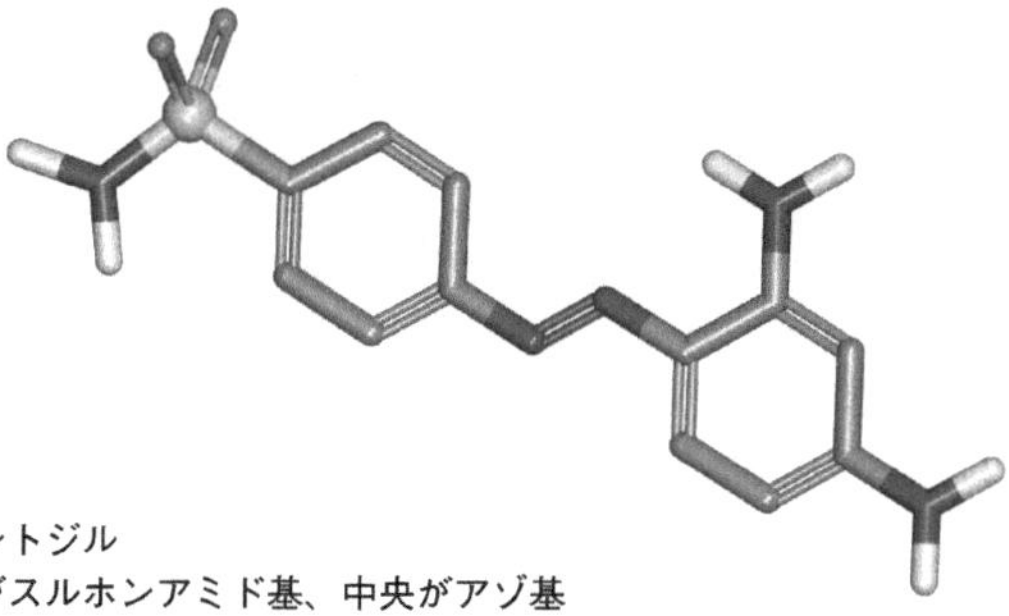

プロントジル
左上がスルホンアミド基、中央がアゾ基

きかかっていた。

アイディアが尽きた時には、他分野のアイディアを持ち込むことがしばしばよい結果につながる。この時に新たな提案をしたのは、医薬品研究部門トップのヘルライン自身であった。彼は羊毛を染める染料を探索する際に、スルホンアミド基と呼ばれる硫黄原子を含んだ原子団をベンゼン環につけてやると、落ちにくい染料になることを経験していた。羊毛に結合しやすい化合物なら、細菌にも結合しやすいかもしれないというのが、彼の発想だった。

1932年秋、アゾ化合物にスルホンアミド基を結合させたものが合成された。合成されたワインレッドの化合物を、動物に投与してみた結果は、まさに驚くべきものだった。連鎖球菌に感染したマウスに、経口あるいは注射でこの化合物を投与すると、ほぼ全てが完璧に回復したのだ。

あまりに良好過ぎる結果が信じられず、チームは何度も再試験を繰り返したが、マウスはやはりぴんぴんしてい

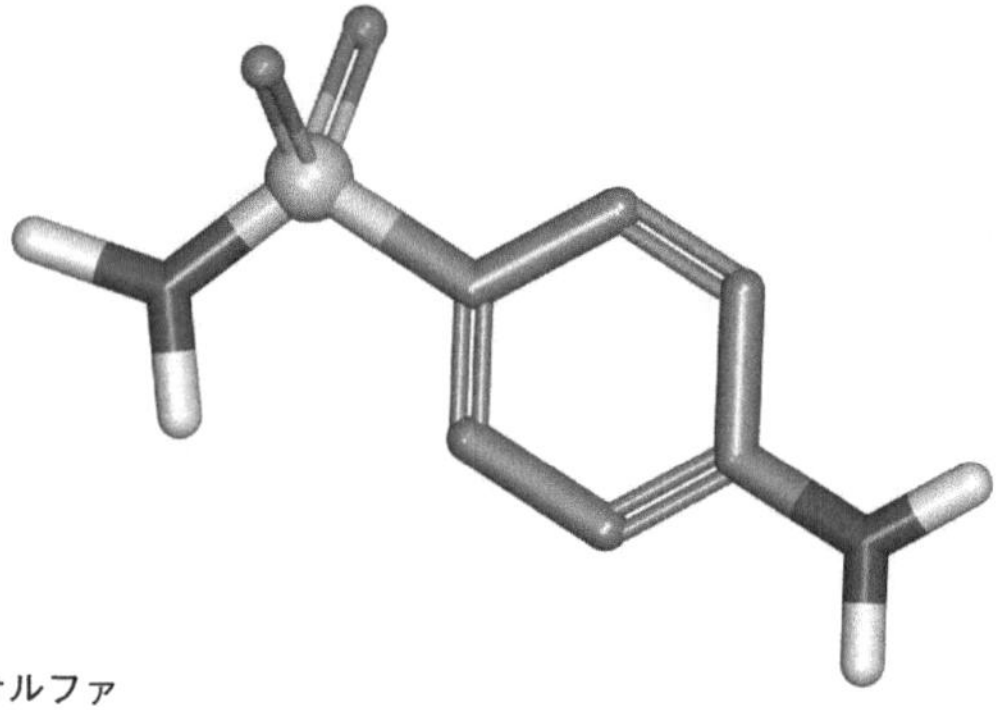

純粋サルファ
アゾ基なしに、スルホンアミド基のみで抗菌作用を示す

た。副作用といえば、投与からしばらくの間、皮膚が赤っぽくなることだけであった。人類が長らく悩まされ続けてきた細菌感染症に対して、初めて有効な武器を手にした瞬間であった。この化合物は、硫黄（sulfur）を含むことから、サルファ剤と呼ばれることになる。

後に判明したことだが、当初サルファ剤の作用の本体と思われたアゾ基部分は、菌を殺す作用に直接の関係はなかった。細菌に結合しやすくなるようにと導入された、スルホンアミド基こそが、抗菌作用の鍵を握っていたのだ。アゾ基を持たず、スルホンアミド部位のみを持った簡単な化合物（純粋サルファ）だけでも高い抗菌作用を持つことがわかり、現在ではこちらのみが使われている。これらサルファ剤が、細菌の増殖に必要な「葉酸」という化合物の合成を妨害することで、抗菌作用を示すことがわかったのは、さらに後のことであった。

赤い奇跡の粉

マウスでいくら素晴らしい効果を示そうと、人間でも同じように効くという保証はない。人体でサルファ剤の効果を試す機会は、思わぬ形でやってきた。１９３５年12月、ドーマクの6歳になる娘ヒルデガルトの手に針が刺さり、中で折れてしまったのだ。針は手術によって取り出されたが、傷口は化膿し、悪化の一途をたどった。高熱で意識が失われ、腕の切断さえ検討されるに至り、ドーマクは決断した。実験室にあったサルファ剤を持ち出し、娘に投与したのだ。数日にわたる投薬の結果、ヒルデガルトの熱は下がり、クリスマスには完全に回復していた。人体に作用せず、細菌のみを狙い撃つ「魔法の弾丸」がここに誕生したのだ。

その1年後には、「赤い奇跡の粉」が世界にその名を轟かせることになる。サルファ剤は、今度は現職のアメリカ大統領であったフランクリン・ルーズヴェルトの息子を、死の淵から救い出して見せたのだ。このことが報道されると、世界のサルファ剤需要は一気に爆発した。元祖I・G・ファルベンはもちろんのこと、各国の製薬企業が似たような構造のサルファ剤を作り、販売し始めた。適用可能な疾患も、連鎖球菌感染症だけでなく、肺炎や産褥熱、髄膜炎などに広がった。１９４１年には、アメリカだけで年間数百万人分のサルファ剤が生産され、おそらく50万人の命が救われたと見られている。掛け値なしに、サルファ剤は医学に革命を起こしたのだ。

1939年、スウェーデンのカロリンスカ研究所は、この奇跡の薬を創り出したゲルハルト・ドーマクに対し、ノーベル生理学・医学賞を授与する決定を下した。その業績を考えれば文句のつけようのない受賞であったが、研究チームを組織し、スルホンアミド基導入という決定的な提案をした、ヘルラインにも共同受賞の資格はあったと思える。

チャーチルの命も救う

しかし、世界はすでに暗い時代へ突入していた。ポーランドに侵攻し、第二次世界大戦の口火を切っていたナチ政権は、ドイツ人のノーベル賞受賞を禁じる命令を下していた。ドーマクは科学者にとって最高の栄誉を、涙をのんで辞退せざるを得なかった。彼が晴れて受賞を果たすのは、大戦終結後の1947年のことになる。

サルファ剤の活躍の場は、不幸にして第二次世界大戦の戦場となった。ドイツ軍では、兵士が傷を負ったら粉末のサルファ剤をふりかけることが行なわれ、第一次世界大戦で蔓延したガス壊疽は激減した。自らの手でガス壊疽を駆逐すると誓ったドーマクの願いは、見事にかなったことになる。

太平洋戦争の激戦地となったニューギニア島において、日本軍は累計十数万人にも及ぶ犠牲者を出しているが、赤痢やマラリアなどによる死者がその大きな割合を占めた。一方サルファ剤を多量に携行していた連合軍は、1万人が赤痢に罹患したが、わずか2人の死者を出したのみにとどまっている。このため日本軍の看守は、米軍の捕虜からなんとかサルファ剤を手に入れようと、あの手この手を使ったという。

第一次世界大戦において、米国では肺炎などの呼吸器疾患で、5万人もの犠牲者を出した。しかし第二次世界大戦においては、出撃した兵士は倍になったにもかかわらず、呼吸器疾患での死者は1265人にとどまった。サルファ剤の普及が大きな要因であったと、米軍の公式記録にある。

サルファ剤によって命を救われたのは、兵士だけではない。1943年12月、世界の首脳と会談すべく、寒風の中飛び回っていたイギリス首相ウィンストン・チャーチルは、チュニジアで肺炎に倒れる。各国から集まった医師団がサルファ剤を投与した結果、チャーチルの体調は無事回復し、2週間後には帰国できるまでになった。もしこれがサルファ剤の効果であったとするなら、この一事だけをもってサルファ剤は「歴史を変えた薬」の名に値するだろう。こう見てくると、ナチ政権下に生まれた「奇跡の薬」は、皮肉なことに連合国側により大きく貢献し、その勝利を助けた感がある。

感染症治療薬の先駆け

その後サルファ剤は、トリメトプリムという薬と合わせて使うことによって効果が増すことがわかり、ＳＴ合剤という名で今も用いられている。しかし、その使用頻度はかつてに比べればはるかに減少した。サルファ剤の効かない耐性菌が多数現れたこと、何よりペニシリンなど、さらに優れた抗生物質が多数現れたことが理由だ。歴史の中で巨大な役割を演じたサルファ剤は、今や忘れられかけた存在となっている。

ただし、サルファ剤の効果が世に知られていなければ、ペニシリンも発見されなかったか、ずっと発見が遅れていた可能性は高い。サルファ剤は、キリストの前の洗礼者ヨハネのように、感染症医療の時代を切り拓いた先駆者であったといえよう。これはすなわち、抗生物質が引き起こしている諸問題の、原点になったと見ることもできる。その抗生物質の歴史については、次章で述べることとしよう。

第９章

ペニシリン
世界史を変えた「ありふれた薬」

ありふれた奇跡

「世界史を変えた薬」を紹介してきた本書は、ついに真打ちともいうべきペニシリンにたどり着いた。この薬を手にする前と後で、人類のあり方は全く変わってしまったといえる。20世紀前半——まだそう遠い昔ではない——には、一度感染すればただ回復を祈るしかなかった数々の病気が、ペニシリンの出現後はやすやすと治るようになった。「20世紀最大の発明」という評価は、全く大げさではない。

これまで、いくつかの薬が歴史上の有名人を救ってきたエピソードを述べてきた。しかしペニシリンが救った人命の数は、少なく見ても数百万という単位になる。おそらくこれを読んでいる読者の中にも、ペニシリンがなければすでにこの世にない人がいることだろう。

明治期から戦前にかけて、日本人の平均寿命は40歳台で推移している。乳幼児死亡率は高かったし、20〜30代の若さで亡くなることも、なんら珍しいことではなかった。しかし1950年には日本人の平均寿命は60歳前後となり、現在では80歳を超えた。これには、栄養状態・衛生環境の改善などの要因もあるが、ペニシリンを始めとする抗生物質の普及も大きな役割を果たしている。

この「奇跡の薬」は、現在では手近の薬局で数百円も払えば手に入る。80年前の人々と現代の我々には、そう大きな違いはない。同じような服を着て同じようなものを食べ、同じように泣き、笑い、話す。ただ、感染症ということに関しては、両者は全くの別世界なのだ。

これだけ世界に大きな変革をもたらしたペニシリンであればこそ、その誕生は多くの伝説、神話に包まれている。まずその主人公となったのは、ロンドンのセントメアリー病院に勤めていた細菌学者、アレクサンダー・フレミングであった。

鼻水から生まれた大発見

19世紀後半に、イギリスの外科医ジョゼフ・リスターによって消毒薬が発見され、感染症の予防に大きな威力を発揮したことはすでに述べた。しかし、彼が用いた消毒薬フェノールは、体内に入り込んだ細菌に対しては無効か、あるいはさらに症状を悪化させた。フェノールは細菌よりもむしろ、これと闘ってくれる白血球を先に破壊してしまうためだ。そこで、人体の細胞には作用せず、細菌だけを殺してくれる物質が求められていた。

1922年にフレミングは、この都合の良い物質を、意外なところから見つけ出す。それは、彼自身の鼻水であった。濁って見えるほどに細菌が繁殖した培養液に、自分の薄めた鼻水を一滴垂らすと、細菌が死滅して数分のうちに透明になることを、彼は発見した。

どうやって彼は、こんな妙なことを発見したのだろうか？　彼がたまたまくしゃみをしたところ、細菌を培養していたシャーレに鼻水が飛んだ。翌日調べてみると、鼻水の周囲だけ細菌が増殖しなくなっていた——という「神話」が伝わっている。しかしこの発見が本当にこうした劇的なものであったのか確証はなく、後世の伝記作家の創作かもしれない。

ともかくフレミングは、この殺菌成分が涙や唾液、血清などにも含まれることを見つけ出し、その成分を酵素であろうと推定した。彼はこの殺菌成分を、「分解酵素」の意味を込めて、「リゾチーム」と名づける。

ただしリゾチームは、彼の期待に反して病気の治療薬となりうるようなものではなかった。リゾチームは、いくつかの大して害のない細菌を殺すだけで、病原性の高いチフス菌、連鎖球菌、肺炎球菌などに対しては無力であった。考えてみればこれは当然で、人体がそのように強力な抗菌剤を備えているのであれば、誰も感染症にかかる者はいないはずだ。フレミングは学会でもリゾチームの発見を報告するが、鼻水が無害な細菌を殺すというだけの話に、関心を寄せる者はほとんどなかった。

しかしリゾチームの発見は、この後で大きな意味を持つことになる。それは、抗菌作用を持つ物質の存在を彼が知ったこと、そうした物質があると細菌はどのような状態になるかを、フレミングが自分の目で「見た」ことだった。もともとフレミングは「私は細菌で遊んでいるのだ」と述べたほど、細菌の培養などの実験操作を愛し、その観察に喜びを見出した人物であった。その彼の脳裏に、「抗菌作用」という現象が、しっかりと焼き付けられたのだ。

奇跡の始まり

リゾチーム発見から6年後の1928年9月のある朝、もう一度フレミングに幸運が訪れる。彼は、ブドウ球菌の一変種を観察するため、シャーレでこの菌の培養を行なっていた。栄養分を含んだ液を寒天で固めた「寒天培地」の表面に、病巣から採った液を塗りつけておくと、細菌は2～3時間のうちに増殖して、目に見える大きさの丸い塊(コロニー)を形成する。ひとつのコロニーは1個の細菌から増えたものであり、これを採取すれば特定の菌の純粋培養が可能になる。

しかしこの方法では、今も昔も汚染(コンタミネーション)が問題となる。細菌はそこら中に溢れているから、どこからか目的以外の細菌が入り込んで繁殖し、培養している細胞を圧倒してしまうことは珍しくないのだ。

この時もそれが起こった。フレミングがブドウ球菌を培養しようとしていたシャーレのひとつに、どこからかアオカビの胞子が飛び込み、繁殖していたのだ。しかし彼は、このアオカビが生えた周りに、ブドウ球菌が生えていないことに気づく。フレミングの脳裏を、リゾチーム発見の時の記憶がよぎった。これは、アオカビが何らかの抗菌物質を作っているからではないだろうか、と彼は直感したのだ。「もしリゾチームの時の経験がなければ、私はこの発見の価値に気づかず、培地を捨ててしまったであろう」と、後に彼は述懐している。

カビの専門家に同定を頼んだところ、このアオカビはペニシリウム属に属するものであることがわかった。フレミングはここから名を取り、抗菌物質を「ペニシリン」と命名する。これがやがて何百万の命を救うことになるとは、フレミング自身も予想さえつかなかった。

彼が最初にペニシリンを発見したシャーレは、他の菌が生えぬよう処置され、現在では大英博物館の展示物となっている。またフレミングの実験室も、セントメアリー病院内にその当時の様子が再現され、現代に伝わっている。

史上最大のセレンディピティ

ペニシリンの発見は、フレミングの優れた観察眼あってのことだっただろうが、それにしても一人の研究者が二度、偶然に抗菌物質発見に恵まれるというのは、ちょっと信じがたいくらいの低確率な出来事だ。

もうひとつ幸運であったのは、フレミングはブドウ球菌の培養を終えた後、7月末から家族旅行に出てしまい、長く研究室を空けていたことだ。この期間がなければ、アオカビの胞子がシャーレに飛び込み、十分に繁殖することはなかったかもしれない。

またフレミングが発見したカビは、各種のアオカビの中でも珍しい種類であり、しかもずば抜けたペニシリン生産能力を持っていた。この珍奇なカビが、抗菌現象の実際とその価値を熟知した、ほとんど唯一の研究者——実際、フレミングはこのシャーレを研究所のメンバーに片端から見せて回ったが、興味を示したものは誰もいなかった——のもとに飛び込んだのだ。

GFP（緑色蛍光タンパク質）の発見で2008年ノーベル化学賞を受賞した下村脩《おさむ》博士は、この研究が様々な幸運に恵まれた結果であることに触れ、「GFPの発見はいわば天の導きのようなものであり、天は私という人間を使って、人類にGFPを与えたのではないかと思うことさえある」と述べている。ペニシリン発見の歴史を見ていると、この物質もGFP同様、天がフレミングを通して、人類のために与えた恩寵だったのではないか——などと思いたくなる。そのくらいに、ペニシリンの発見には幸運と偶然が重なりあい、作用しているのだ。

実用化への長い階段

フレミングはその後もペニシリンに関する研究を続け、この物質が白血球を破壊せず、動物に対して基本的に害がないことを見出していた。実際、彼はペニシリンの医薬としての使用を試みているが、これはあまりうまくいかなかった。ペニシリンは化学的に不安定で、純粋に取り出すことも、長期間保存することも難しかったのだ。

ずっと後になってわかったことだが、ペニシリンの抗菌作用の源泉はその分子構造、中でもβラクタムと呼ばれる部分にあった。これは、炭素原子3つと窒素原子1つから成る、四角い環状構造だ。βラクタムは極めて珍しい構造であり、天然にこんな化合物が存在するとは、それまで想定もされていなかった。

よく「亀の甲」と表現される通り、炭素などでは6個の原子がリングを作り、六角形となった状態が一番安定だ。βラクタムはこれを無理やり四角にねじ曲げているので、何かきっかけがあればすぐに輪がはじけて開いてしまう。言い方を変えれば、化学的に反応性が高いということになる。

細菌は、細胞壁と呼ばれる丈夫なよろいを身にまとうことで、その体を外界から守って

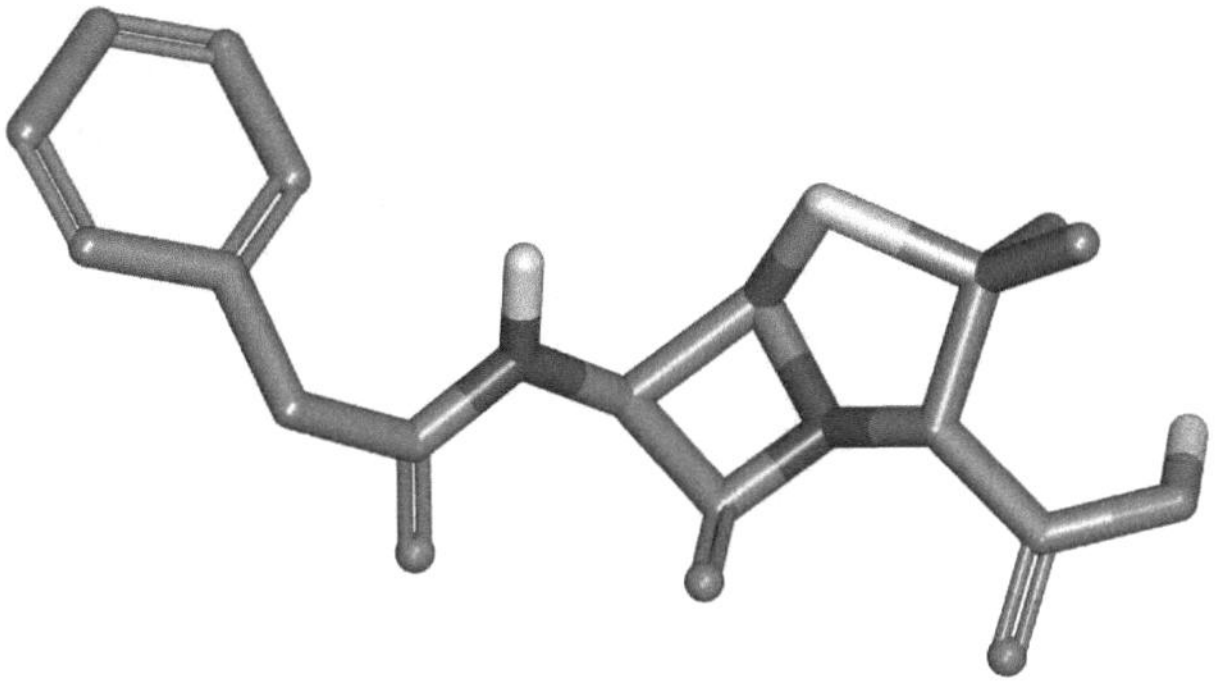

ペニシリン　中央付近の四角形がβラクタム環

いる。ペニシリンは、この細胞壁を作る酵素にとりつくと、βラクタム部分が開いて結合してしまい、酵素機能を失わせる。人間など高等動物は細胞壁を持たないため、基本的にペニシリンは人体には影響がない。これがペニシリンの抗菌作用のメカニズムであり、βラクタムの反応性の高さは、抗菌作用と不可分なものだ。

しかし反応性が高いということは、裏を返せばペニシリンは不安定で取り扱いにくいということでもある。細菌の取り扱いについては熟達しているフレミングも、化合物の取り扱いは専門外であり、ペニシリンの濃縮・精製は難航した。フレミング自身、ペニシリンの医薬への応用は難しいと考え、生物学における実験用の試薬としての利用に力を入れていた。

破られた壁

陸上競技の分野で、「1マイル4分の壁」と呼ばれる有名な事例がある。1マイル走は欧米で大変人気のある競技だが、長く4分10秒台のタイムが世界記録として君臨していた。4分を切ることは、エベレスト登頂にも匹敵する至難の業とされ、人間では不可能と断言する専門家もいたほどだ。

ところが1954年、イギリスのロジャー・バニスターが、様々な科学的トレーニングを積み重ねた末、3分59秒4という驚異的な世界記録を打ち立てた。絶対に乗り越えられないと思われていた4分の壁を破る快挙に世界中が沸いたが、驚くべきことはここから起きた。バニスターの記録から1年の間に、23人ものランナーが4分の壁を打ち破ったのだ。ランナーたちを縛っていたのは、「4分を切るのは不可能だ」という思い込みであり、それが取り払われた途端に、前途は一気に開けたのだ。現在の1マイル走の世界記録は、3分43秒13まで伸びている。「1マイル4分」というタイムは、人体の限界でも何でもなかったのだ。

感染症治療の分野でバニスターの役割を演じたのは、1930年代中頃のサルファ剤の登場であった（それまでにもエールリッヒと秦の開発したサルバルサンがあったが、副作用も強く、効く病気も当時は梅毒に限られていた)。化学物質で病気の治療ができるかどうかという、それまで誰も答えられなかった問題に、間違いなく「解」が存在することが示されたのだ。ならば、よりよい「解」を見つければよい。

1938年、フレミングのペニシリンの論文に目をつけたのは、オックスフォード大学のハワード・フローリーと、エルンスト・チェインらであった。研究を進めるにつれ、ペニシリンの可能性は彼らを興奮させた。翌1939年には、他のプロジェクトを取りやめ、決して豊かではなかった研究資金をペニシリン一本に注ぎ込むことを決意する。

彼らは有機溶媒と酸またはアルカリ水溶液による抽出操作を徐々に改良し、不安定なペニシリン分子を損なわずに濃縮する技術を確立していった。1940年には、彼らは100ミリグラムほどの貴重なペニシリン粉末を手にする。フローリーたちはこれをほぼ純粋なものと思っていたが、後でわかったところでは、この粉末の純度は約0・1%、すなわち本物のペニシリンは0・1ミリグラムほどしか含まれていなかった。いかにペニシリンの精製が難しかったかがわかる。

1940年には動物実験も成功、翌年にはヒトでの臨床試験が始まり、ブドウ球菌や連鎖球菌に感染した人々の命を救い出した。そして1941年には太平洋戦争が勃発、世界は再び巨大な戦火に巻き込まれてゆく。傷ついた兵士の感染症を防ぐための医薬品開発は、国家の最重要課題のひとつとなった。

1942年には、米英においてペニシリン研究は「国家機密」に指定される。この後投入された研究資金は総計2400万ドルといわれ、これは戦時中の科学研究として、原爆開発を行なった「マンハッタン計画」に次ぐものだ。こうして量産が可能になると、一般にもペニシリンの使用が増え始め、「奇跡の薬」の名声は日増しに高まっていった。

1944年6月には、「史上最大の作戦」ともいわれたノルマンディー上陸作戦が行なわれ、ペニシリンはその真価を遺憾なく発揮した。運ばれてくる戦傷者は、ペニシリンのおかげでほとんどガス壊疽や敗血症を起こすことなく、無事回復した。それまでの戦場の常識は一変し、フレミングは英雄として祭り上げられていくこととなる。1945年には、フレミング、フローリー、チェインの3名が、共同でノーベル生理学・医学賞を受賞する。量産研究開始からわずか数年のうちに、ペニシリンは世界の歴史を大きく変えたのだ。

家康とペニシリン

ペニシリンは、世界に大きな影響を及ぼした薬であるだけに、様々なエピソードがある。いくつかを拾い上げてご紹介しよう。

まず、世界で初めてペニシリンに命を救われた人物は、徳川家康ではなかったかという説がある。家康は、小牧・長久手の合戦の最中、おそらくは傷口から黄色ブドウ球菌のような菌が入り、背中に大きな腫れ物ができてしまった。日に日に悪化していく容態を見て、家臣の一人が笠森稲荷に向かい、「腫れ物に効く」といわれる土団子を持ち帰った。アオカビの生えたその団子を背中に塗りつけたところ、おびただしい膿が噴き出て腫れ物は治癒したという。これは、アオカビに含まれたペニシリンのおかげであった、というものだ。

これは理屈として全くありえない話ではないが、さすがに土団子に多少生えた程度のアオカビが、家康の体内に巣食った細菌を全滅させるほどのペニシリンを作っていたとは考えにくい。家康のペニシリン伝説は、「話としては面白い」という程度にとどまるだろう。

チャーチルは二度救われた？

ペニシリンをめぐる「神話」のひとつに、フレミングはイギリス首相ウィンストン・チャーチルの命を、二度救ったというものがある。チャーチルは少年時代、沼にはまって溺れかけたところを、偶然通りかかったフレミング青年に発見され、救出された。これに恩義を感じたチャーチルの父は、フレミングに学費を援助し、おかげで彼は医師になれた。

そしてチャーチルは1943年に肺炎にかかるが、フレミングが発見したペニシリンによって一命を取り留めたというものだ。

しかし実際には、チャーチルはフレミングの7歳年上であり、フレミング青年がチャーチル少年を助けることも、学費の援助を受けることもありえない。また前章で述べたように、チャーチルの肺炎を治療したのは、実際にはペニシリンではなくサルファ剤であった。

この話は、フレミングがアメリカで賞を受けた際、ヴィンソン財務長官がスピーチの中で述べたのが最初であったらしい。晴れがましい席での政府高官の言葉であるだけに、フレミングもまさか「でたらめだ」と否定するわけにもいかなかったのだろう。かくしてこのできすぎた逸話は世界に広まり、現在もネット上などで「感動の実話」として見かけることがある。

「仁」はペニシリンを作れたか？

ペニシリンがあの時代にあったら、歴史はどう変わっていただろうか——とは、その威力を知る誰もが興味を抱くところだ。それを実際に描いたのが、村上もとか氏の漫画『JIN－仁－』だ。現代の医師が幕末にタイムスリップし、その知識を活かして人々を救うという大胆な設定の作品であり、テレビドラマ化もされて大ヒットした。

この作品では、主人公が自ら製造したペニシリンで江戸の町民を救うシーンが、前半の大きな山場となっている。発酵・抽出・濾過《ろか》などの操作に慣れた醬油製造職人たちの手を借りつつ、アオカビからペニシリンを精製するシーンは、医薬研究経験者の目から見ても、非常にリアリティのあるものに仕上がっていた。ストーリーはもちろん考証の面でも、大変優れた作品であったと思う。

その上で、あえて野暮は承知で、実際に幕末の日本でペニシリンが作れたかどうかを考えてみると、やはり厳しかっただろうと言わざるを得ない。たとえばペニシリンの量産には、「コーンスティープ液」の存在が大きくものをいった。これは、トウモロコシからコーンスターチを製造する際に副産物として得られる粘液で、カビの生育に必要なビタミン、アミノ酸、ミネラル、そしてペニシリンの「部品」であるフェニル酢酸などを豊富に含む。このコーンスティープ液を培地に加えると、ペニシリンの収量が12倍にも向上するのだ。トウモロコシが本格的に日本で栽培されるようになったのは明治以後のことで、たとえ主人公がコーンスティープ液を知っていたとしても、入手は難しかっただろう。

その他、抽出に必要な適当な溶媒なども、当時では入手できなかったものが多い。残念ながら幕末の条件では、もしかしたら少量の不純なペニシリンくらいなら得られたかもしれないが、多くの命を救うような量を作るのは、やはり無理であっただろう。

実は太平洋戦争中の日本も、ペニシリン製造研究を行なっている。チャーチルの命を救った新薬という情報を聞き（前述の通り、これは誤報だった）、軍部が当時最高の頭脳と資金を投入して、ペニシリン製造に当たらせたのだ。１９４４年2月に計画が開始され、8ヵ月後にはペニシリン精製に成功したというから、非常な速度といってよいだろう。しかしそれでも量産化は成らず、戦場の兵士を救うには至らなかった。やはり新技術の実用化には、情報と頭脳、資金だけでは足りず、それを支える周辺技術が全て揃うことが必要なのだ。

抗生物質の現在

戦後、ペニシリンの成功に刺激されて、多くの抗生物質が登場した。結核に有効なストレプトマイシン、多くの細菌に有効なマクロライド系抗生物質などが、次々に医療の現場に投入されていった。これらにより、数百万年にわたって人類を苦しめてきた細菌感染症の多くが、このわずか数十年のうちに駆逐されていった。「1マイル4分の壁」とまさに同じことが、医療の世界に起こったのだ。

しかし病原菌の側も、手をこまねいているばかりではなかった。抗生物質を投入しても死なない細菌、いわゆる「耐性菌」が登場してきたのだ。その広がりは、驚くほど急だ。たとえば第二次世界大戦後、赤痢が各国で流行し、サルファ剤での治療が行なわれた。しかし1950年ごろにはサルファ剤の効かない赤痢菌が出現、さらに1955年には、当時知られた4種の抗生物質がいずれも効かない、四剤耐性赤痢菌が登場している。

人類の側も次々に新薬を送り込んではいるが、そのたび数年で耐性菌が登場する。言ってみれば我々は、次々に抗生物質を投入することで、弱い菌を滅ぼし、強い菌を一層鍛え上げている状況なのだ。特に、抗生物質を大量に用いる病院内は、鍛えられた強力な細菌がはびこりやすい。MRSA（メチシリン耐性黄色ブドウ球菌）をはじめとした多剤耐性菌は、しばしば院内感染を引き起こし、大きな問題となっている。

長らく耐性菌が出現せず、「鉄のゴールキーパー」となってきた抗生物質であるバンコマイシンにも、すでに耐性菌が現れている。現在は、もはや治しようのない細菌感染症が出現しても、全くおかしくない状況にある。恐るべきことに、多くの抗生物質に耐性を持たせた病原菌を、遺伝子操作によって人工的に作ることも、技術的には可能だ。このためイギリスなどでは、耐性菌問題は「テロリズム並みの国家に対する脅威」とされ、対策が講じられている。

抗生物質の濫用が、耐性菌出現の大きな原因となっているのは明らかだ。たとえばアメリカでは、抗生物質の80％が家畜などの動物に使用されている。病気の予防、成長促進のためとされているが、その効果は必ずしも明らかではない。こうした、「安い薬だから一応飲ませておけ」といった無批判な使い方を続けていたのでは、やがて我々は自分の首を絞めることとなるだろう。

人類が長らく思い描き、20世紀後半になってようやく手の届きかけた「病のない世界」の夢は、あるいは再び幻として消えていくかもしれない。その瀬戸際にかなり近いところに立たされていることを、我々はもっと強く認識すべきであろう。

第10章

アスピリン
三つの世紀に君臨した医薬の王者

人類が最も求めた薬

これまで人類は、何万という種類の薬を作り出し、利用してきた。今も次々に新たな薬が登場し、専門家でもその種類を把握しきれないほどになっている。さて、もしその中で、これからの人生でたった1種類だけしか薬を飲んではいけないと言われたら、あなたは何の薬を選ぶだろうか？　風邪薬か抗生物質か、それとも胃薬だろうか？

迷うところだが、筆者であれば優秀な痛み止めを選ぶことだろう。特別な持病のある人は別として、かなりの人が筆者と同じ選択をするのではないだろうか。頭痛、歯痛、胃痛、腹痛に生理痛、切り傷、打撲、捻挫に骨折などなど、持続する激しい痛みほど、生活の質を損ねるものは他にない。これは、古今東西変わることのない真理だろう。

それだけに痛みを抑える薬は、人類が最も古くから、最も強く求めてきたものだった。ケシの未熟な果実から得られるモルヒネが、5000年以上も前から用いられてきたことはすでに述べた。またバビロニアでは、マンドレーク（マンドラゴラ）、辛子、大麻などが、虫歯の痛み止めに用いられていたし、漢方薬にも豊富な鎮痛剤のラインナップがある。

19世紀後半より前に用いられていた薬は、とうてい効果があったとは思えないものが少なくない。しかし、鎮痛剤に関していえば、現代の薬理知識から見ても十分に根拠があるものが多く見られる。鎮痛剤は、他の薬に比べて効果の有無がわかりやすいためでもあろうが、人々が痛みを逃れるすべを、いかに切実に求めていたかの表れともいえよう。

あらゆる痛みを消し去りたいという思いは、現代の我々とても同じことだ。歴史上最も売れた薬が鎮痛剤であるのも、驚くには当たらない。その薬の名は、今回の主役アスピリンだ。頭痛薬などに配合されていることが多いから、誰しも何度かお世話になったことがあるだろう。

製造元であるバイエル社のウェブサイトによれば、アスピリンの生産量は年間5万トンにも及び、500ミリグラム錠換算で1000億錠分に当たる。これを一直線に並べれば100万キロメートル以上に及び、これは地球から月まで1往復半近くの距離に相当する。

中でもアメリカ人は驚くほどのアスピリン好きで、年間1万6000トン、すなわち世界で生産されるアスピリンの3分の1近くが同国で消費される。500ミリグラム錠換算で320億錠、すなわち赤ん坊から老人に至るまで、全国民が年間100錠ほどのアスピリンを飲んでいる計算になるから、にわかには信じがたいほどの数字だ。

またアスピリンは、1899年の発売以来、一貫してベストセラーの座を占め続けていることも特筆に値する。一世紀以上の間に、医学・化学・生物学は比較にならぬほど進歩し、世界中の製薬企業から、新薬は絶え間なく登場している。にもかかわらず、アスピリンは時代の波に押し流されることなく、同じ姿で売られているのだ。19世紀から、基本的な部分が変わることのないままで売れ続けている工業製品が他にいくつあるか考えれば、アスピリンの特異性がよくわかる。

ヤナギの木から生まれたアスピリン

史上最大の医薬であるアスピリンを生んだのは、ヤナギの木であった。ヤナギの樹皮や葉には鎮痛効果があることが、世界各地で経験的に知られていた。今から2000年近く前、医師で薬理学者であったギリシャのディオスコリデスは、「ヤナギの葉や樹皮を細かく砕き、ワインやコショウと共に服用すると疝痛《せんつう》に効く」と記している。また爪楊枝は、虫歯の痛みを止めるために、ヤナギの小枝を噛んだことに始まるという説もある。

1819年になり、ヤナギから有効成分であるサリシンが分離される。やがて、これを分解・酸化することで、サリチル酸と呼ばれる物質が作り出され、こちらにも鎮痛作用があることが判明した。実のところ、ヤナギに含まれるサリシンは、体内でサリチル酸に変化して効能を発揮していたのだ。サリチル酸の仲間は天然にも見出され、湿布などに用いられるサリチル酸メチル（商品名サロメチール）などもそのひとつだ。

ただしサリチル酸には、医薬として致命的な弱点があった。飲むと確かに患部の痛みを抑え、炎症を鎮めてくれるが、代わりに激しい胃痛を引き起こすのだ。バイエル社は、当時29歳であった研究員フェリックス・ホフマンに、この副作用を軽減する研究を命じる。実はこの時、彼には切実な動機があった。ホフマンの父もリウマチにかかってサリチル酸を服用しており、強い副作用に悩んでいたのだ。

ホフマンは、サリチル酸の構造をいろいろに変換し、副作用の弱いものを探し求めるアプローチを採った。そのひとつに、サリチル酸の酸性のもととなるヒドロキシ基に、アセチル基という原子団を取りつけたものがあった。サリチル酸の酸性の強さが胃痛の原因ではないかと考え、これを和らげようというアイディアであった。現代の知識から見るとこの考え方は当たってはいなかったが、結果は吉と出た。合成されたアセチルサリチル酸は、消炎鎮痛作用を保ちつつ、見事に副作用が弱まっていた。時に、1897年のことであった。

しかしこの改良新薬はなぜか上層部に無視され、しばらくの間店《たな》ざらしにされる。サリチル酸は心臓に悪いという説を、上層部が信じていたためともいわれる。新薬の評価は今も昔も難しく、有用な薬が会社判断で潰されかかった例は少なくない。ピーク時には年間130億ドルもの売り上げを叩き出した、脂質異常症治療薬リピトールなどもその例だ。

ということは、本来なら多くの生命や病苦を救い得た薬が、日の目を見ずに消えていったケースも、おそらく少なからずあるだろう。

が、幸いにしてアセチルサリチル酸にはゴーサインが下りた。バイエル社はこの薬に、アセチルの「ア」と、スピル酸（サリチル酸の別名）を合わせ、「アスピリン」と名づけて１８９９年に発売する。翌年には早くも日本に上陸、医学の本場ドイツの最新薬としてもてはやされた。日清戦争と日露戦争の間の時代、日本が「坂の上の雲」に向けて、着実に歩みを進めていたころであった。

全米制覇

ヨーロッパでも、アスピリンは人気を博した。たとえば作家フランツ・カフカは、「耐え難い苦痛を癒してくれるのはアスピリンだけしかない」と語り、創作の友とした。発売から数年後には、バイエル社は「アスピリンは極めて人気が高く、これに勝る薬はありえない」と高らかに宣言する。

ただしアスピリンの泣き所は、本国ドイツで特許が取れなかった点であった。アセチルサリチル酸は、すでに１８５３年にフランスの化学者が作っており（ただし消炎鎮痛作用には気づいていなかった）、新規性なしと見られたのだ。ただし法律の違いから、アメリカではアスピリンに特許が成立した。そこで同社は1903年、アメリカに新工場を建設し、この巨大市場への進出を図る。これが後に、泥沼の企業戦争のきっかけを作るとは、当時誰も予測していなかった。

1917年、アメリカは第一次世界大戦に参戦する。アメリカは敵国であるドイツ企業の資産を接収し、バイエル社の保有する特許権や商標に至るまでが米国政府の管理下に置かれた。翌年に大戦が終結すると、政府はバイエル社の現地法人であるバイエルアメリカを競売にかける。これを競り落としたのが、スターリング・プロダクツという会社であった。落札価格は531万ドルであったから、現在の貨幣価値でいえば1億ドル近くにもなろうか。米国進出からわずか15年ほどで、バイエルとアスピリンのブランド価値は、ここまで高まっていたのだ。

1920年代のアメリカは、経済的繁栄を謳歌する一方で、第一次世界大戦の戦後処理、禁酒法の成立、世界恐慌など、人々が強いストレスに悩まされた時代でもあった。頭痛や胃痛の苦しみを和らげるアスピリンは、こうした社会背景に沿って、大いに売り上げを伸ばした。後に、二つの世界大戦に挟まれたこの時代は、「アスピリン・エイジ」と呼ばれることになる。ひとつの医薬名が、一時代を象徴する名称となったのは、空前にして絶後のことだろう。

バイエル対バイエル

バイエルアメリカの権利一切を手に入れたスターリング社は、堂々とバイエルのマークの入ったアスピリンを製造販売した。特許はすでに切れていたので、他の企業もアスピリンを製造したが、バイエルの商標を掲げるスターリングは、自分たちのことは棚に上げ、「よそのアスピリンはニセモノだ」と主張した。これを徹底するため、スターリングは当時台頭してきたラジオというメディアに注目し、大規模な宣伝活動を展開した。1936年には、スターリングは自動車メーカーなどに次ぎ、全米4位のラジオ広告主となる。現代という時代を象徴づける、マスメディアや大量消費社会の進展に、アスピリンは大きく寄与したのだ。

やがて同社はカナダや南アメリカ大陸にもアスピリンの販路を展開し、ドイツのバイエル本社は、この状況を歯嚙みしながら見ている他はなかった。米独二つのバイエルが、同じ社章をつけて同じ名の商品を売るという、世界資本主義史上稀に見る異常事態が発生したのだ。この状況は、1994年にドイツのバイエルが、アメリカにおける権利を全て買い戻すまで、76年にわたって続くこととなる。

スターリング社の言う通り、他社のアスピリンは「ニセモノ」だったのだろうか？　この時代の証言などを見ると、確かにバイエル製のアスピリンは、他社製品に比べてよく効いたらしい。これは、バイエルのブランドに対する信頼感が、プラセボ効果を引き出したせいとも解釈できる。実際、同じ成分の偽薬を飲んでも、価格が高いと聞かされていると効果が高まるという実験結果があり、心理的影響は無視できない。

ただし実際には、バイエル製品は結晶化技術・製剤方法などが長い経験の中で磨かれており、体内での吸収・利用率が高かったようだ。薬というものは同じ成分であっても、こうした細かな技術によって、効き方に違いが出る。これは現代のジェネリック医薬などでも、時に問題となるところだ。

アスピリンの非常識な構造

これほどまでに広く用いられるようになったアスピリンだが、なぜこの化合物が痛みを鎮めるかは、70年以上もの間謎であった。

そもそもアスピリンは、現代の創薬研究者から見れば、極めて常識はずれな構造だ。第一に、アスピリンは小さすぎる。現代の医薬分子は、分子量が500（水素原子の500倍の重さ）程度であるのが普通だ。薬は、体内で特定のタンパク質に結合して効果を表すが、そのためにはある程度のサイズが必要となる。分子量わずか180のアスピリンは、医薬

アスピリンの構造

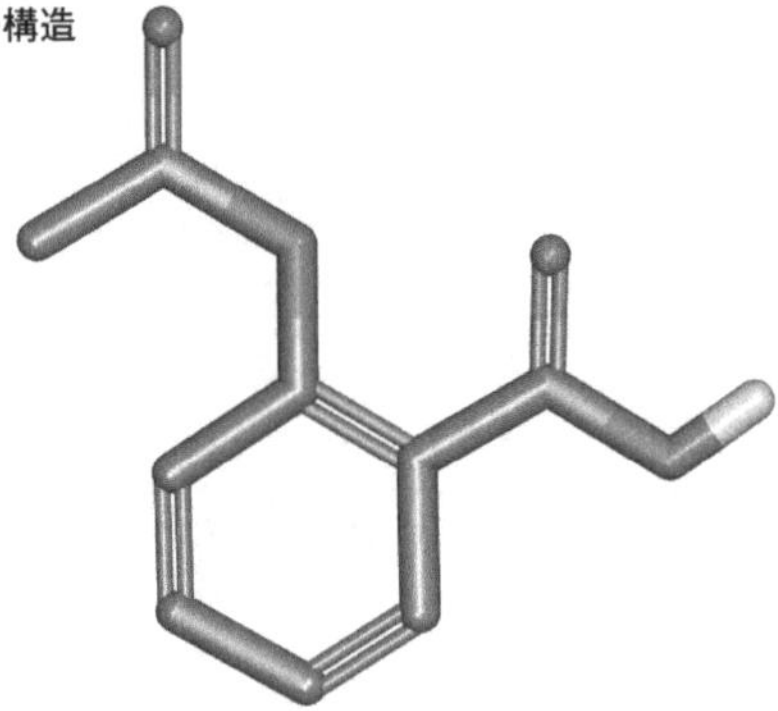

として小さすぎるのだ。

第二に、アスピリンはアセトキシ基という原子団を含む。これは、通常の条件では安定であるが、体内に入るとすぐに分解されてしまい、効能を失ってしまう。このため、現代の創薬研究者であれば、アスピリンのような化合物は作ってみようとすら思わないだろう。

アスピリンの謎は、１９７０年代に入って解け始めた。鍵を握っていたのは、プロスタグランジンという物質だ。構造のよく似たバリエーションがたくさんあり、それぞれ血圧低下、子宮収縮、血小板凝集など様々な作用を持つ。このうちプロスタグランジンE_2（ＰＧＥ^2）と呼ばれる化合物は、発熱や痛覚の伝達に関わっている。

アスピリンの作用は、このプロスタグランジンを作らせないよう、妨害することにあった。体内にはシク

プロスタグランジンE_2の構造

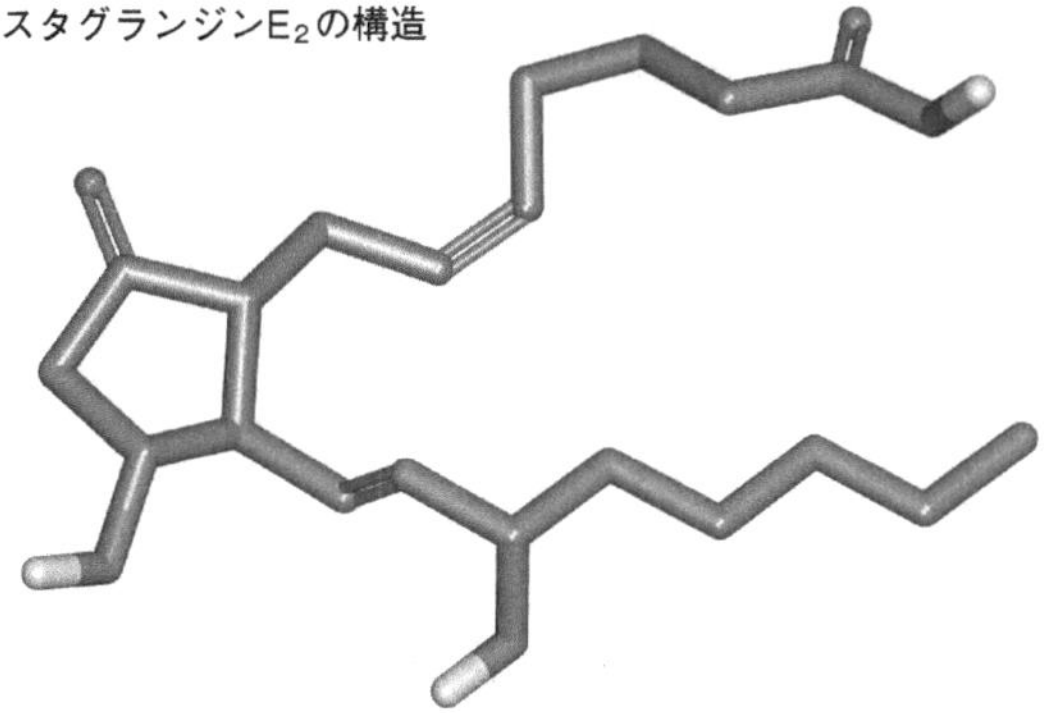

ロオキシゲナーゼ（ＣＯＸ）と呼ばれる酵素があり、これは脂肪酸の一種を捕まえて真ん中から二つ折りにし、環を作ってプロスタグランジンを生産する。

アスピリンは巨大なＣＯＸ分子に単身で潜り込むと、そのアセチル基を酵素の活性中心に取りつけ、機能を失わせてしまう。敵のアジトに潜入し、工場の制御装置を破壊するスパイのような仕事を、アスピリン分子はやってのけるのだ。アスピリン分子の小さなサイズと、通常医薬には用いられないアセトキシ基は、その効能に欠かせないものであった。こうした発想は、現代の創薬の考え方からは、まず出てこないところだ。

認知症の予防薬に？

アスピリンの全容は、これで解明されたわけではない。１９９８年には、アスピリンはＣＯＸだけでなく、やはり炎症に関わる酵素であるIκBキナーゼ《アイ・カッパ・ビー》（IKK）にも作用していることがわかった。つまりアスピリンは、2方向から炎症を止める作用を持っていたことになる。このような薬は、現代の創薬技術をもってしても、狙って設計できるものではない。

さらに近年注目を集めるのは、アスピリンの抗血栓作用だ。先に、アスピリンはプロスタグランジンの生産を止めると書いた。プロスタグランジンからは、血液を凝固させる作用のある、トロンボキサンという物質も作られる。血が固まるのは大事な作用ではあるが、これが体内で起こると血管が詰まり、心筋梗塞や脳梗塞などの生命に関わる疾患を引き起こす。こうしたリスクの高い人が、普段からアスピリンを少量ずつ飲んでいれば、疾患の予防になると考えられているのだ。長時間同じ姿勢で乗り物に乗ることで、血栓が肺動脈にできる、いわゆる「エコノミークラス症候群（旅行者血栓症）」の予防にも、あるいは効果があるかもしれない。

興味深いことに、アルツハイマー型認知症の予防にも、アスピリンが有効ではないかという説がある。この話は、ハンセン病にかかって長く抗炎症剤を飲み続けた人に、アルツハイマー型認知症の発症が少ないという発見から始まった。いくつかの大規模試験で、予防効果ありとのデータが出ており、海外の研究者には積極的に服用している人も多いようだ。その他、大腸がん、乳がん、肺がんなどの予防に有効ではないかという説もあり、検証が進められている。

ただこれらには否定的なデータもあるし、副作用との兼ね合いもある。まだアルツハイマー型認知症やがん予防のために、アスピリン服用を広く勧められる段階にはない。しかし、安価な薬であるアスピリンで、現代人の最大の敵ともいえるこれらの疾患を防げるという話には、興味をかき立てられずにはいられない。

現代は、「アスピリン・エイジ」と称された1920〜30年代に比べても、さらにストレスの強くかかっている時代だろう。人々がアスピリンのお世話になる機会は、まだまだ減りそうにない。一方で、現代の病といえる各種成人病に対するデータを見ていると、アスピリンの活躍の場は今後もなお増えそうだと思える。登場から一世紀以上を経た現代は、あるいは後世の人々から「第二のアスピリン・エイジ」と呼ばれることになるのかもしれない。

第11章

エイズ治療薬
日本人が初めて創った抗HIV薬

医薬にノーベル賞が出ないわけ？

ここまで、歴史の流れを大きく変えた医薬品を紹介してきた。このうちいくつかの発見者は、科学界最高の栄誉たるノーベル生理学・医学賞に輝いている。すでに述べた通り、サルファ剤を開発したドーマクは1939年に、ペニシリンを発見・実用化したフレミング、フローリー、チェインらは1945年に、それぞれ受賞の栄誉に浴している。また1952年には、結核治療薬ストレプトマイシンを発見したワクスマンが、1957年には抗ヒスタミン薬を開発したボベットが、それぞれ受賞を果たした。

しかしこれ以降、「医薬開発に貢献する学問上の発見」といった間接的な授賞は出るものの、医薬の開発者が直接顕彰される例はなぜかなくなってしまう。1960年代以降では、1988年にH_2ブロッカーの発見でブラックが、抗ウイルス薬の開発でエリオンとヒッチングスが受賞したのが、唯一の例といっていい。

この半世紀に、画期的な医薬の発見がなかったわけではない。むしろ20世紀後半は、医薬品創出の技術が飛躍的に進歩し、真に優れた医薬が数多く世に出た時代だ。もちろん、サリドマイド事件などを始めとした薬害事件も多く起きたが、人類に貢献する医薬も数々現れている。

この時代、人類は植物や細菌から医薬を抽出するばかりでなく、化学合成の技術を駆使して、それまでには存在し得なかった医薬を創り出せるようになった。医薬が人体の内部をどう巡っているか、どのような分子が体内で代謝分解を受けにくく、薬効を示しやすいかなど、様々な方面で理解が進んだ。これらの技術を背景に、医薬品産業は数々の疾患に対する治療薬を開発し、大いに売り上げを伸ばしている。

ではなぜ、医薬品の開発にノーベル賞が与えられないのだろうか？　いろいろな理由がありそうだが、ひとつには医薬品の評価が難しいことが挙げられるだろう。たとえば、体内でのコレステロール合成を阻害し、動脈硬化を防ぐスタチン剤は、史上最大の年間売り上げを記録した医薬品であり、開発者の遠藤章博士はしばしばノーベル賞候補に挙げられる。しかし、最初のスタチン剤が世に出てから30年近くを経た現在も、いまだ受賞の朗報は聞こえてこない。

実は最近、スタチン剤の効能については疑問が投げかけられている。スタチン剤によってコレステロール値は確かに下がるが、それが全体として死亡率の低下につながっているのか、データの解釈を巡って論戦が続いているのだ。議論の決着はまだついていないが、期待されたほどの寿命延長効果はないとされる可能性も十分ある。

その他、グリタゾン系と呼ばれる糖尿病の治療薬や、ＣＯＸ－２阻害剤と呼ばれる一群の消炎鎮痛剤など、発売されてずいぶん経ってから副作用が指摘され、販売中止となる医薬も少なくない。スイスのノバルティスファーマ社による高血圧治療薬ディオバン事件などのように、医薬の臨床データを改竄《かいざん》するような不祥事も起きている。ある医薬が真に人類に貢献したといえるかどうか、長い年月を経てみないと判定は難しいのだ。

では現代の医薬は、歴史の審判に堪えうるかどうかわからぬようなものばかりなのだろうか。筆者は決してそうは思わない。たとえば一群のエイズ治療薬などは、人類への貢献度という面で、他のノーベル賞を受賞したあらゆる研究に比べても、決して遜色はないと思える。

といっても、エイズの出現は30年以上も前のことであり、もはやその記憶は風化しつつある。ここではまず、エイズという病気の実態と、それが引き起こした社会的影響について振り返ってみたい。

世界を恐怖に陥れた奇病

BSE（いわゆる狂牛病）、SARS（重症急性呼吸器症候群）、新型インフルエンザ、エボラ出血熱、そして最近のMERS（中東呼吸器症候群）など、新たな感染症は次々に出現し、そのたび日本中、あるいは世界中がパニックに巻き込まれる。しかし、エイズの出現が世界にもたらした恐怖と衝撃は、これらの比ではなかった。

エイズの原因となるＨＩＶ（ヒト免疫不全ウィルス）の起源はいまだ完全に解明されてはいないが、最近の研究によれば１９２０年代、コンゴ民主共和国の首都キンシャサに現れたと見られている。しかし、人類がその病気の存在にはっきりと気づくのは、１９８１年になってからのことだ。米国ロサンゼルスの若い男性同性愛者たちに、カリニ肺炎（現在では「ニューモシスチス肺炎」と改称）と呼ばれる奇妙な病気が流行していることが報告されたのだ。これはある種の真菌が寄生することで起きるが、通常ならば免疫の働きで抑止され、発病することはない病気だ。調べてみたところ患者たちの多くで、細菌などの感染から生体を守る働きを持つ、ＣＤ４リンパ球が減少していることが明らかになった。

症例が蓄積されていくにつれ、この奇病の実態が見えてきた。患者たちは、感染症から体を守るはずの免疫系を破壊され、通常なら感染しても発病することのないカリニ肺炎やカポジ肉腫といった病気にかかり、亡くなってゆく。患者は同性愛者の他、麻薬常習者、血友病患者などが多かった。このことが、エイズ患者に対する根深い偏見を引き起こすこととなる。

１９８２年、この病気は後天性免疫不全症候群、略してＡＩＤＳ《エイズ》と名づけられる。このころには、すでに五大陸全てで患者が発生していた。正体不明で治療法もなく、発症から

2年で9割が亡くなるという恐るべき疾患の蔓延は、世界を震え上がらせた。

有名人にも、俳優のロック・ハドソンや画家のキース・ヘリングなど、エイズによる犠牲者が現れていたが、やはり衝撃的だったのは1991年11月に感染を発表した二人のスーパースターだろう。バスケットボール選手のマジック・ジョンソンがHIV感染を告白して現役を引退し、直後に「ロック史上最高のボーカリスト」と讃えられた、「クイーン」のフレディ・マーキュリーが死去したのだ。

時は世紀末にさしかかり、「ノストラダムスの大予言」がブームになるなど、巷には終末ムードが漂っていた。次々飛び込んでくるエイズ関連のニュースに接し、このままでは、本当に人類はこの病気のために破滅するのではないか——と慄然《りつぜん》としたことを、筆者ははっきりと覚えている。

実際、これまでの感染者数はすでに世界で7800万人を超え、死者は3900万人にも上っている。ポーランドやアルゼンチンの総人口に匹敵する数の命が、この病気のために奪われたのだ。

日本上陸

世界を覆うエイズの影から、ひとり日本だけが埒外《らちがい》にいられるはずもなかった。国内初の感染例が発生したのは、1986年のことだ。長野県松本市に滞在していたフィリピン人女性のHIV感染が発覚、しかもその女性が売春行為をしていたことが判明し、騒動となった。このため、同様に日本で働いていたフィリピン人女性が、スーパーマーケットへの入店拒否などの差別行為を受けている。ただ松本市在住というだけの一般市民が、他県のホテルや旅館に宿泊を拒絶される騒ぎさえ起きた。

1987年には、兵庫県神戸市在住の日本人女性がエイズ関連疾患で死去し、新たなパニックが発生する。マスコミはこの女性を実名で、しかも顔写真まで入れた上、売春行為を行なっていたと報道した。遺族はこれに怒って名誉毀損の裁判を起こし、売春は事実無根であると認定されている。ひどい話という他はないが、当時は感染拡大を防ぐためなら実名や顔写真の公開程度は許されるという雰囲気があった。エイズがどのような病気であるか、正しい情報が十分に行き渡っていなかったこと、人権意識の甘さなども大きな要因だが、この時代のエイズに対する恐怖がいかに大きかったかを物語るエピソードでもある。

ただし実はこれ以前に、すでに日本国内にHIV感染は発生していた。HIVに汚染された非加熱輸入血液製剤による治療を受けた血友病患者が、多数HIVに感染していたのだ。その患者数は国内血友病患者の約4割に当たる、1800人前後に上ると見られる。かくも多方面にわたる社会的影響をもたらした病気は、近年では他にちょっと見当たらない。

病原ウイルス発見をめぐる暗闘

この恐るべき疾患に立ち向かうには、まず敵の本体を知らねばならない。当初は同性愛者特有の病気か、精子による自己免疫疾患ではないかといった説もあった。しかし、外科手術の際の輸血や、男女間の性交による感染なども発生したことから、病原体はウイルスであることがほぼ確定する。

エイズの病原ウイルスの発見レースは、科学史上稀に見る死闘、というより泥仕合となった。主人公となったのは、アメリカの国立がん研究所で研究室を率いるロバート・ギャロ、そしてもう一人はフランスの名門パスツール研究所に所属するリュック・モンタニエであった。

この当時、ギャロはすでに著名なウイルス学者だった。毎年驚異的なペースで論文を発表し、その精力的な働きぶりと、膨大な知識や洞察力に舌を巻かぬ者はなかった。しかし一方で、部下に強く忠誠を要求する人物でもあり、各方面での強引なやり方から、敵も多かったといわれる。

ギャロはすでに、ヒトT細胞白血病ウイルス（HTLV－1）を発見していた。HTLV－1は、遺伝子としてDNAではなくRNAを持つタイプのウイルスであり、「レトロウイルス」と呼ばれる。初めての病原性レトロウイルス発見の功績により、彼は1982年のラスカー賞を受賞する。ノーベル賞の前哨戦ともいわれるこの賞を獲得したギャロは、文字通りウイルス学分野の世界的権威となっていた。

そのころ、ギャロは世界に広がりつつあるエイズという奇病を知る。彼は、この病気も自分の発見したHTLV－1が病原体ではないか、という考えに取りつかれたのだ。しかし、彼の説には弱点も少なくなかった。たとえば、HTLV－1がエイズの原因なら、成人ヒトT細胞白血病の患者が多い日本にエイズが発生していなければおかしいが、この時点で患者数はゼロだった。だがギャロはこうした矛盾を無視し、自説を押し通すべく突っ走り始める。

しかし1983年5月、モンタニエのグループは、エイズ患者のリンパ節から新たなウイルスを発見し、LAVと名づける。リンパ節はエイズ感染初期に患部となる部位であり、LAVは有力な容疑者といえた。早速モンタニエらは、この発見を論文にまとめて「サイエンス」誌に投稿したが、その審査に当たったのがギャロであった。

あわてて書かれたモンタニエの論文には、冒頭に載せる「要旨」が抜けていた。ギャロは親切めかし、時間がないから自分が要旨を書き添えておこう、と提案する。驚くべきことに、掲載された要旨にはギャロにとって都合のよい文面が並べられ、本文の最後には

「この新しいウイルスは、ＨＴＬＶ族のひとつと思われる」という文が付け加えられていた。ギャロは、ライバルの論文を勝手に改竄し、自分たちの学説に都合のよいよう内容を書き換えるという暴挙をやってのけたのだ。

学会では、ギャロは議長の権限をフルに活用し、モンタニエの発表時間を削って最後に回すことさえ行ない、なるべくライバルの研究結果が人の目に触れないよう細工した。しかしそれでも、ＬＡＶがエイズの原因であり、ギャロのＨＴＬＶはＬＡＶとは別物であるという証拠が揃っていくことは、避けようもなかった。

しかしそこでひるむギャロではない。１９８４年５月、ギャロは「サイエンス」誌に、「ＨＴＬＶ－Ⅲ」というＨＴＬＶの亜種を発見したと報告し、記者会見を開いて「これこそがエイズの病原体だ」とぶち上げた。ＨＴＬＶ－Ⅲは、モンタニエチームの発見したＬＡＶとは別物だ、というのが彼らの主張であった。

だがＬＡＶとＨＴＬＶ－Ⅲの遺伝子配列が解析されてみると、両者はほぼ同一といってよいほど似ていた。エイズの病原ウイルスは、増殖の際に極めて変異が起きやすいことが知られている。アメリカとフランスで別々に採取されたウイルスの配列が、ここまで似ていることはありえず、両者が同一のサンプルを解析したとしか考えられない結果だった。しかし傍目《はため》からは、どちらがどちらの研究を奪ったのかわからない状況であった。

科学論争には本来あるまじきことだが、両者の争いは法廷に持ち込まれることとなった。何しろエイズの原因ウイルスの発見は、検査試薬の特許料などの莫大な利益に結びつく。こうして、人類の敵たるエイズとの闘いに振り向けられるべき、優れた研究者たちのエネルギーと時間が、不毛な争いに費やされることとなってしまったのだ。

騒動はこじれにこじれ、ついにレーガン大統領とシラク首相（いずれも当時）という両国首脳が自ら乗り出し、調停を図るまでになる。その結果、モンタニエとギャロの功績を両方とも認め、特許は米仏で半々に分けること、収益はともに慈善団体へ寄付することなどが定められた。まさしく政治解決だが、これより他ないところまで事態はこじれていたのだ。

しかし、米国「シカゴ・トリビューン」紙は１９８９年、詳細なレポートを掲載して、国民的英雄となっていたギャロの行状を暴き、その功績を否定して見せた。追い詰められたギャロは最終的に、「我々が発見したと思ったＨＴＬＶ－Ⅲは、以前にモンタニエから送ってもらったＬＡＶのサンプルを、自分たちのサンプルと混同してしまったものだ」と認め、この件に関して白旗を揚げることとなった。サンプルの取り違えが、ギャロらの故意だったのか、それとも単なるミステイクであったのかは、今は知りようもない。

それから約20年が経過した２００８年、この問題に最終的な評決を下したのは、スウェーデンのノーベル賞委員会だった。この年のノーベル生理学・医学賞は、モンタニエとその共同研究者であるフランソワーズ・バレ＝シヌシ、そして子宮頸がんの原因となるヒトパピローマウイルスの発見者である、ハラルド・ツア・ハウゼンに贈られたのだ。バレ＝シヌシあるいはツア・ハウゼンの代わりにギャロを入れることもできたはずだが、そうしなかったのはノーベル賞委員会の見識を示すものと評された。発見から授賞までに四半世紀もの歳月を要したのは、こじれた問題に対する冷却期間であったのだろう。

面白いことにというべきか、ウイルス発見という栄冠のためにここまでえげつない行為を重ねたギャロの評判は、決して悪いばかりではない。ノーベル賞決定後の「サイエンス」誌には、「アンサング・ヒーロー」（評価されなかった英雄）という題名の、108人もの科学者の連名によるレターが掲載され、ギャロが受賞に至らなかったことへの非難が表明された。競争相手で、一番の被害者であったモンタニエですら、「ギャロには十分な受賞資格があった」と述べ、その功績を讃えている。確かに、HIVの抗体の量産法確立など、エイズ制圧に向けてのギャロの貢献は決して小さなものではない。

実験のずさんさ、手段を選ばないやり口など欠点も多いが、ギャロはそれを補って余りあるほどの研究能力と統率力、そして人間的な魅力も兼ね備えた人物なのだろう。日本にはなかなか見られない、巨大なプラス面とマイナス面を併せ持った人物で、やはり「偉大」と評すべき研究者であるには違いない。ただ、彼と一緒に働いてみたいかといわれれば、丁重にお断りしたいところではあるが。

「実によくできた病気」

ともかくこうした努力により、「敵」の本体であるウイルスが捕まり、そのライフサイクルも明らかになってきた。解明が進んでみると、エイズという病気はまるで悪魔が人類を陥れるために設計したかのような、実に精妙な仕組みをとっていることがわかってきた。この仕組みを、ある研究者は「実によくできた病気」と表現していたが、筆者も同感だ。

傷口などから体内に侵入したＨＩＶが標的とするのは、リンパ球の一種であるヘルパーＴ細胞だ。これは、体内に侵入してきた外敵の存在を知らせ、抗体の生産を助ける役割を持つ、いわば「免疫の司令官」だ。ＨＩＶはまるで忍者のように、敵陣にもぐり込むや否や、司令官を真っ先に狙い撃ちするのだ。

ＨＩＶは遺伝子としてＲＮＡを持つ。ヘルパーＴ細胞内に入り込んだＨＩＶは、逆転写酵素というタンパク質の働きにより、遺伝子のＲＮＡの情報からＤＮＡを作り出す。このＤＮＡは、なんとＴ細胞のＤＮＡに組み込まれてしまう。Ｔ細胞はこのＤＮＡの指令に従ってせっせとＨＩＶのコピーを作る。その数は、一日約１００億個にも達するというから凄まじい。

ヘルパーＴ細胞は、やがて破壊されてウイルスを放出する。出てきた子ウイルスは、周りのヘルパーＴ細胞に取りつき、次々と感染を拡大する。この感染初期は、血液や生殖器の分泌液に多数のウイルスが存在するため、他の人に感染させてしまいやすい。この時期には自覚症状もあるが、発熱や倦怠感など風邪に似た症状であるため、ＨＩＶに感染したとは気づかれないことが多い。

この自覚症状は、じきに治まる。抗体が働き、ＨＩＶの量が減るためだ。しかしウイルスは死滅することはなく、変異を重ねながらしぶとく生き延びる。この時期は自覚症状がないため、感染に気づかぬまま他人にうつしてしまうことが多い。発症してあっという間に死ぬ病気だと、爆発的な感染拡大は起こりにくいが、エイズは発症までの潜伏期間が3～10年もあるため、密かに蔓延してしまうのだ。

また、ＨＩＶは変異が極めて速く、構造の異なったものが多数できてくる。このため、ＨＩＶのワクチンを作っても、効果がない突然変異体がすぐに現れてしまう。出現から30年以上を経ても、いまだにエイズの予防接種ができないのはこれが理由だ。全くもって厄介な相手という他はない。

エイズ治療薬を最初に開発した日本人

ではウイルスを退治する薬は、どのように作ればよいのだろうか？　実はこれが難題で、細菌感染症の治療薬よりも格段に難しい。

ペニシリンの項目で書いた通り、細菌は細胞壁合成酵素というアキレス腱を持つ。基本的に、この弱点は全ての細菌に共通だ。しかもこれは、薬で攻撃しても人体には影響を与えないから、理想的なターゲットといえる。しかしウイルスは非常に多様であるため、このような全てに共通する「弁慶の泣き所」が存在しない。このため、抗ウイルス薬は個々の種を対象にしたものにならざるを得ず、今のところインフルエンザや肝炎など、ほんの数種に対する医薬が開発されているに過ぎない。

また多くの場合、ウイルスが自前で作るタンパク質は数種から数十種に過ぎず、このタンパク質をブロックすれば増殖を防げるというポイントが少ない。さらに、ウイルスには変異が速いものが多く、せっかく抗ウイルス剤を開発しても、すぐに耐性を獲得されてしまうことが多い。ウイルスが、「人類最後の敵」と呼ばれるゆえんだ。

これらの壁を乗り越えて、最初にエイズの治療薬を世に送り出したのが、若き日本人医師であったことはあまり知られていない。現在は熊本大学で教授を務める、満屋《みつや》裕明博士がその人だ。

満屋は熊本大学医学部で博士号を取得後、1982年にアメリカの国立がん研究所に留学する。同じ敷地内で、まさにギャロがＨＩＶの研究に取り組んでいた時期であった。この時、免疫学を専門としていた満屋のグループに、上司が「エイズ治療の研究をしてみないか」と持ちかける。

しかし当時は、病原性のレトロウイルスが見つかったばかりで、医薬を作ろうにもどう攻めてよいか、皆目見当がつかなかった時代だ。何より、大量のウイルスを扱う研究者は、ちょっとした事故で自分自身が感染してしまう可能性がある。チームのメンバーはみな尻込みし、これを引き受けるなら自分は辞職するとまで主張する者もいた。感染経路もまだわからず治療法もなく、致死率の極めて高いウイルスの研究など、引き受けたくないのも無理からぬことであった。

が、満屋は敢然とこれに取り組むことを決める。しかし、同僚たちは同じ実験室内でＨＩＶを扱うことを拒絶し、仕方なく満屋は離れた建物にあるギャロの研究室まで出向き、研究を行なうこととなった。

ＨＩＶを退治する薬を見つけるに当たって、最初にすべきことは評価法の確立だ。実験技術に長けた満屋は、たった一人で評価法を編み出して見せた。ヘルパーＴ細胞とＨＩＶ

を混ぜておくと、数日のうちにウイルスが感染してT細胞は食いつくされる。その前に試すべき薬剤を加えておき、T細胞に無事なものがあれば、その薬剤は「効いた」と判定できる、という手法だ。

やがて彼は、イギリスの製薬企業バローズ・ウエルカム社（現グラクソ・スミスクライン）に提供されたいくつかの化合物の中から、HIVの増殖を抑え込む化合物を発見する。物質の名はアジドチミジン（AZT）といった。それまでなすすべのなかったエイズという恐るべき敵に対し、人類が初めて有効な武器を手にした瞬間だった。

エイズ患者を対象とした臨床試験でも有効性を示したAZTは、アメリカ食品医薬品局（FDA）において最優先で審査を受け、新薬申請からわずか1ヵ月で医薬として承認された。新薬の審査は早くて1年、長ければ数年を要するのが普通だから、まさに驚異的なスピードであった。AZTが、いかに社会から待ち望まれていたかがわかる。

AZTは、どのように効果を表すのだろうか？　DNAは、4種の部品から成っている。これら部品は、ヒドロキシ基という名の「腕」を2本持っており、この腕がリン酸という接着剤を介して連結し、長い鎖となる。この鎖が2本絡み合い、二重らせんの形になったものがDNAだ。

AZTは、DNAの4種の部品のひとつであるチミジンが元になっているが、ヒドロキ

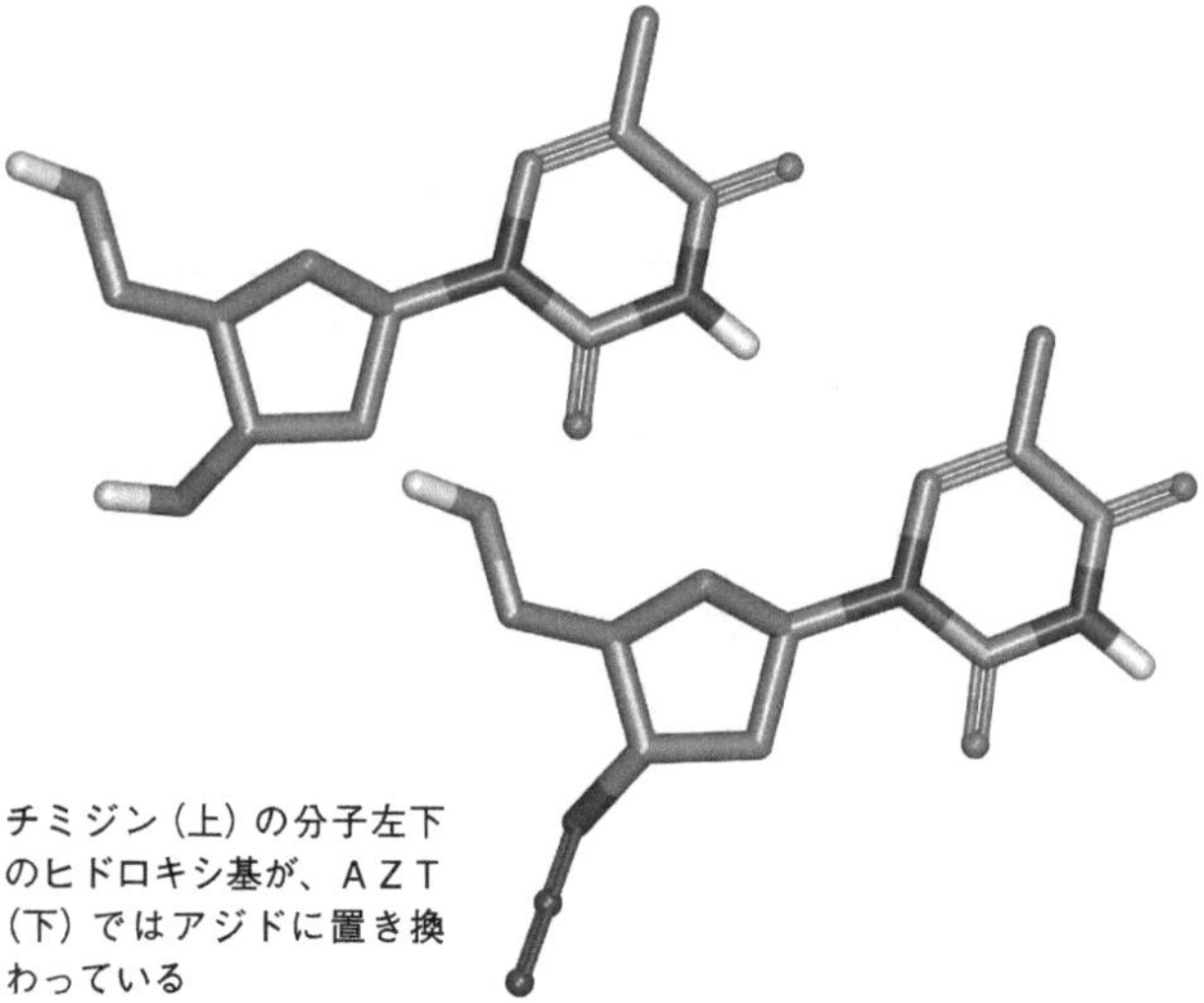

チミジン（上）の分子左下のヒドロキシ基が、ＡＺＴ（下）ではアジドに置き換わっている

シ基の一方がアジドという原子団に置き換わっている。いわば、片腕しか持たない偽物の部品だ。ウイルスはこのＡＺＴを本物のチミジンと間違えて取り込み、ＤＮＡに組み込んでしまう。しかしＡＺＴは片腕しか持たないためにそれ以上鎖を伸ばすことができず、ＤＮＡ合成はそこでストップしてしまう。となれば、ウイルスの複製もできなくなるという理屈だ。

ちなみに、ＡＺＴはもともと抗がん剤を目指して作られた化合物だった。がん細胞もウイルスも、増殖の際に大量のＤＮＡ合成を行なうため、これを妨げる化合物が薬になりうるのだ。

しかし、史上初のエイズ治療薬の発

明者に、満屋は名を連ねることができなかった。彼の結果を見たバローズ・ウエルカム社が、断りもなく特許を取得してしまったのだ。しかも同社は、この新薬に1年分で1万ドルという法外な高値をつけた。

これでは、苦しむ患者全てに新薬が届かない。怒った満屋が取った手段は、よりよい新たな医薬を、適切な価格で世に送り出すことだった。彼はＡＺＴの発想をさらに進め、ｄｄＩ（ジデオキシイノシン）及びｄｄＣ（ジデオキシシチジン）を発見、特許を自ら取得した上で製薬企業と契約、ＡＺＴの5分の1ほどの価格で発売した。こうして彼は、世界で誰も作り出し得なかったエイズ治療薬を、ひとりで3つも創出した男となった。

もちろん、抗ＨＩＶ薬創出は、ひとり満屋のみによって成されたわけではない。製薬企業各社は、ＨＩＶプロテアーゼという酵素に着目した。これはＨＩＶが子ウイルスを作るときに働く酵素で、薬剤でその働きをブロックすれば、ＨＩＶの増殖を抑え込むことができる。

ＨＩＶプロテアーゼの構造解析、コンピュータによる医薬分子デザイン、複雑な分子構造の工業的規模での合成など、文字通り最先端の技術がここに投じられた。これらの創出過程は、多くの医薬化学の教科書にも取り上げられており、現代創薬の精華というべきものだ。ある会社の研究者は、学会で「エイズ治療薬の開発は、製薬企業に課された社会的責務であるから、儲けを度外視して取り組んでいる」と語っていた。そうして実際に有効な新薬を世に送り出したのだから、見事という他はない。

何度も述べている通り、HIVは変異が速いため、薬剤に対しても耐性を獲得しやすい。そこで、異なるタイプの薬剤を3種類同時に服用するという投与法が考え出された。3種のカクテル投与ならば、同時に3剤に対する耐性をウイルスが獲得することは、極めて低い確率となる。このため、耐性ウイルスの出現を抑えつつ、HIVを効率よく叩くことができるのだ。現在では、このカクテル療法を続けることで、HIVに感染してもウイルスの増殖を抑え、発症を防ぐことが可能になっている。ここに至り、人類は死の病エイズによる恐怖から、ひとまず逃れることに成功したのだ。

終わらぬ問題

エイズに対する闘いは、多くの分野の科学者による総力戦というべきものであり、これによって一応惨禍を脱することはできた。エイズによる死者数はピーク時よりも4割以上減少し、世界で現在1500万人が抗HIV治療を受けている。AZTなどの新薬がなければ、その多くはすでにこの世に亡いことだろう。キース・ヘリングもフレディ・マーキュリーもアイザック・アシモフも、あと何年かHIV感染が遅ければ、今も生きて素晴らしい作品を提供し続けてくれていたかもしれない。そう聞けば、エイズ治療薬を「歴史を変えた薬」の列に加えることに、読者諸氏も賛成いただけることと思う。

とはいえ、これで万事解決とは到底いえそうにない。治療薬の多くは特許の壁に守られているためまだまだ高価で、その恩恵に与れるのは先進国の人々のみだ。2014年だけで、200万人の新たなエイズ患者が発生し、120万人が関連する病気で亡くなっている。今もエイズは、世界の死因の第6位を占めているのだ。

満屋は2006年、自身4つ目のエイズ治療薬となる「ダルナビル」を開発した。これは「パテントプール」に参加した医薬の第1号となった。これは発展途上国の製薬会社が、無料で特許使用を認められる仕組みだ。このような取り組みが、他の医薬にも広がることを期待したい。

また、エイズが薬さえ飲んでいればほぼ死に至る病でなくなったことで、警戒が緩んでいる傾向も見られる。日本では毎年1500人ほどの新たな患者が発生しており、累計では2万4000人ほどがHIVに感染している。おそらく、まだ気づかれていない感染者がこの他にも多数いることだろう。先進国で、エイズ患者が増加し続けている国は日本だけともいわれる。

こうしてHIVが蔓延し続けるということは、ウイルスが変異を起こし、既存の医薬が効かない新型エイズ出現の可能性が高まるということでもある。「エイズはすでに終わった問題」とは、とても言えないのだ。

エイズ以外にも、新興感染症は次々に発生している。エイズに関しては、史上類を見ないほどのスピードで研究が進み、素早く対策が打たれたが、この次もこのようにいくとは限らない。たとえば、エイズとは桁違いの感染力を持つであろう新型インフルエンザに対して、果たして備えは十分といえるだろうか。ＨＩＶとの、そしてウイルスとの闘いは、まだまだ終わりが見えそうにない。

あとがき

本書では、主に感染症治療薬と鎮痛剤について取り上げてきた。しかし、人類の敵となる疾患は、当然感染症のみではない。現代では、各種の生活習慣病がクローズアップされているし、いまや日本人の死因第1位となったがんとの闘いは、まだまだ先が長い。アルツハイマー型認知症など加齢に伴う疾患は、現代社会で最も強く治療薬が求められる領域だが、いまだ完治への道筋は見えてきていない。リウマチやクローン病といった、いわゆる「自己免疫疾患」に分類される病気などは、既存の医薬ではいまだ治療が難しい。

これらの病気と闘う医薬には、今までとは全く異なる新しいタイプのものが登場してきている。生体の免疫システムを担う抗体を改変して作る医薬、いわゆる「抗体医薬」はその代表的なものだ。これらの登場により、がんやリウマチなど難病の治療は、近年大きく変わりつつある。

また免疫細胞を用いる治療や、iPS細胞などを利用した再生医療なども、人類にとって有力な武器の候補に挙げられる。製薬企業は「薬」の枠を飛び越え、こうした新たな医療手段を模索する段階にさしかかっている。また、病気になってから治そうとするのではなく、早期に病の兆候を発見して発症を未然に防ぐ、診断薬なども長足の進歩を遂げつつある。

これらは効能、副作用、投与方法、薬価など、あらゆる面で既存の医薬とは異なったものになる可能性がある。となれば、それらを取り巻く医療システム、社会制度、そして我々の医薬に対する意識も、大きく変わってゆかざるを得ない。

現代の医学は、人類の究極の夢たる不老不死にさえ、徐々に迫りつつある。寿命を延ばす研究が真剣に行なわれ、その糸口となる化合物が見つかりつつある。始皇帝が追い求めた不死の仙薬は、今や全くの夢物語ではなくなりつつあるのだ。完全な不老不死とはいわないまでも、たとえば20年の寿命延長が実現するなら、それは人類の歴史における極めて大きなターニングポイントになることだろう。

医薬は、死と苦痛から逃れたいという、人類の最も普遍的な願望に関わる。それだけに、医薬開発には常に巨大な資金と優秀な頭脳など、最大限のリソースが投じられる。医薬の進化は、今後ますます速まっていくことだろう。

科学の進歩に伴い、医薬はさらに深く社会の動きに関わることになる。ペニシリンよりもアスピリンよりも、歴史の流れを大きく揺り動かす新薬が、遠くない将来に必ず登場してくるだろう。その社会に与える影響は、当然プラス面ばかりではないに違いない。そうした時代を迎える準備を、現代の我々は果たして整えているといえるだろうか。もし本書が、こうした医薬の未来について読者諸氏が考えるきっかけとなるならば、筆者として望外の喜びである。

二〇一五年一〇月

佐藤　健太郎

N.D.C. 499　185p　18cm
ISBN978-4-06-288338-2

講談社現代新書　2338

世界史《せかいし》を変《か》えた薬《くすり》

二〇一五年一〇月二〇日第一刷発行　二〇二五年三月四日第一〇刷発行

著　者　佐藤健太郎《さとうけんたろう》　©Kentaro Sato 2015

発行者　篠木和久

発行所　株式会社講談社
東京都文京区音羽二丁目一二―二一　郵便番号一一二―八〇〇一

電　話　〇三―五三九五―三五二一　編集（現代新書）
〇三―五三九五―五八一七　販売
〇三―五三九五―三六一五　業務

装幀者　中島英樹

印刷所　株式会社ＫＰＳプロダクツ

製本所　株式会社ＫＰＳプロダクツ

定価はカバーに表示してあります　Printed in Japan

本書のコピー、スキャン、デジタル化等の無断複製は著作権法上での例外を除き禁じられています。本書を代行業者等の第三者に依頼してスキャンやデジタル化することは、たとえ個人や家庭内の利用でも著作権法違反です。

落丁本・乱丁本は購入書店名を明記のうえ、小社業務あてにお送りください。送料小社負担にてお取り替えいたします。

なお、この本についてのお問い合わせは、「現代新書」あてにお願いいたします。

「講談社現代新書」の刊行にあたって

教養は万人が身をもって養い創造すべきものであって、一部の専門家の占有物として、ただ一方的に人々の手もとに配布され伝達されうるものではありません。

しかし、不幸にしてわが国の現状では、教養の重要な養いとなるべき書物は、ほとんど講壇からの天下りや単なる解説に終始し、知識技術を真剣に希求する青少年・学生・一般民衆の根本的な疑問や興味は、けっして十分に答えられ、解きほぐされ、手引きされることがありません。万人の内奥から発した真正の教養への芽ばえが、こうして放置され、むなしく滅びさる運命にゆだねられているのです。

このことは、中・高校だけで教育をおわる人々の成長をはばんでいるだけでなく、大学に進んだり、インテリと目されたりする人々の精神力の健康さえもむしばみ、わが国の文化の実質をまことに脆弱なものにしています。単なる博識以上の根強い思索力・判断力、および確かな技術にささえられた教養を必要とする日本の将来にとって、これは真剣に憂慮されなければならない事態であるといわなければなりません。

わたしたちの「講談社現代新書」は、この事態の克服を意図して計画されたものです。これによってわたしたちは、講壇からの天下りでもなく、単なる解説書でもない、もっぱら万人の魂に生ずる初発的かつ根本的な問題をとらえ、掘り起こし、手引きし、しかも最新の知識への展望を万人に確立させる書物を、新しく世の中に送り出したいと念願しています。

わたしたちは、創業以来民衆を対象とする啓蒙の仕事に専心してきた講談社にとって、これこそもっともふさわしい課題であり、伝統ある出版社としての義務でもあると考えているのです。

一九六四年四月　野間省一

自然科学・医学

1141 安楽死と尊厳死——保阪正康
1328 「複雑系」とは何か——吉永良正
1343 カンブリア紀の怪物たち サイモン・コンウェイ・モリス 松井孝典 監訳
1500 科学の現在を問う 村上陽一郎
1511 優生学と人間社会——米本昌平 松原洋子 橳島次郎 市野川容孝
1689 時間の分子生物学——粂和彦
1700 核兵器のしくみ——山田克哉
1706 新しいリハビリテーション 大川弥生
1786 数学的思考法——芳沢光雄
1805 人類進化の700万年 三井誠
1813 はじめての〈超ひも理論〉 川合光
1840 算数・数学が得意になる本 芳沢光雄
1861 〈勝負脳〉の鍛え方——林成之
1881 「生きている」を見つめる医療——中村桂子 山岸敦
1891 生物と無生物のあいだ 福岡伸一
1925 数学でつまずくのはなぜか 小島寛之
1929 脳のなかの身体——宮本省三
2000 世界は分けてもわからない 福岡伸一
2023 ロボットとは何か——石黒浩
2039 ソーシャルブレインズ入門 藤井直敬
2097 〈麻薬〉のすべて——船山信次
2122 量子力学の哲学——森田邦久
2166 化石の分子生物学——更科功
2191 DNA医学の最先端 大野典也
2204 森の力——宮脇昭
2219 宇宙はなぜこのような宇宙なのか——青木薫
2226 宇宙生物学で読み解く「人体」の不思議——吉田たかよし
2244 呼鈴の科学——吉田武
2262 生命誕生——中沢弘基
2265 SFを実現する——田中浩也
2268 生命のからくり——中屋敷均
2269 認知症を知る——飯島裕一
2292 認知症の「真実」——東田勉
2359 ウイルスは生きている 中屋敷均
2370 明日、機械がヒトになる 海猫沢めろん
2384 ゲノム編集とは何か 小林雅一
2395 不要なクスリ 無用な手術 富家孝
2434 生命に部分はない——A・キンブレル 福岡伸一 訳

世界史Ⅰ

世界史Ⅱ

経済・ビジネス

- 350 経済学はむずかしくない〈第2版〉——都留重人
- 1596 失敗を生かす仕事術　畑村洋太郎
- 1624 企業を高めるブランド戦略——田中洋
- 1641 ゼロからわかる経済の基本——野口旭
- 1656 コーチングの技術——菅原裕子
- 1926 不機嫌な職場——高橋克徳 河合太介 永田稔 渡部幹
- 1992 経済成長という病——平川克美
- 1997 日本の雇用——大久保幸夫
- 2010 日本銀行は信用できるか　岩田規久男
- 2016 職場は感情で変わる　高橋克徳
- 2036 決算書はここだけ読め!——前川修満
- 2064 決算書はここだけ読め! キャッシュ・フロー計算書編　前川修満
- 2125 ビジネスマンのための「行動観察」入門　松波晴人
- 2148 経済成長神話の終わり　アンドリュー・J・サター 中村起子 訳
- 2171 経済学の犯罪——佐伯啓思
- 2178 経済学の思考法——小島寛之
- 2218 会社を変える分析の力　河本薫
- 2229 ビジネスをつくる仕事　小林敬幸
- 2235 20代のための「キャリア」と「仕事」入門——塩野誠
- 2236 部長の資格——米田巖
- 2240 会社を変える会議の力　杉野幹人
- 2242 孤独な日銀——白川浩道
- 2261 変わった世界 変わらない日本——野口悠紀雄
- 2267 「失敗」の経済政策史　川北隆雄
- 2300 世界に冠たる中小企業　黒崎誠
- 2303 「タレント」の時代——酒井崇男
- 2307 AIの衝撃——小林雅一
- 2324 〈税金逃れ〉の衝撃　深見浩一郎
- 2334 介護ビジネスの罠——長岡美代
- 2350 仕事の技法——田坂広志
- 2362 トヨタの強さの秘密　酒井崇男
- 2371 捨てられる銀行——橋本卓典
- 2412 楽しく学べる「知財」入門——稲穂健市
- 2416 日本経済入門——野口悠紀雄
- 2422 捨てられる銀行2 非産運用——橋本卓典
- 2423 勇敢な日本経済論——髙橋洋一 ぐっちーさん
- 2425 真説・企業論——中野剛志
- 2426 東芝解体 電機メーカーが消える日　大西康之